Shashank Verma
Neeraj Grover
Paramjit Singh

Genodermatoses orais

Shashank Verma
Neeraj Grover
Paramjit Singh

Genodermatoses orais

ScienciaScripts

Cover image: www.ingimage.com

This book is a translation from the original published under ISBN 978-3-330-33224-9.

Publisher:
Sciencia Scripts
is a trademark of
Dodo Books Indian Ocean Ltd. and OmniScriptum S.R.L publishing group

120 High Road, East Finchley, London, N2 9ED, United Kingdom
Str. Armeneasca 28/1, office 1, Chisinau MD-2012, Republic of Moldova, Europe
Printed at: see last page
ISBN: 978-620-8-30512-3

ÍNDICE

Introdução

As genodermatoses são doenças de pele hereditárias ligadas à estrutura e à função. Muitas genodermatoses têm um envolvimento multi-sistémico e estão associadas a um aumento da morbilidade e mortalidade. Muitas destas doenças são raras e também têm manifestações orais, conhecidas como genodermatoses orais.[1,2]

A genodermatologia é o ramo da medicina que se ocupa das doenças hereditárias que se manifestam total ou parcialmente na pele e nas mucosas.[3]

O termo genodermatoses é utilizado para designar doenças relativamente raras de um único gene. Algumas doenças genéticas têm manifestações clínicas devido à influência de factores ambientais. As doenças de pele de origem genética em que os factores ambientais não desempenham qualquer papel são agrupadas sob o termo genodermatoses.[3]

As genodermatoses são um grupo variável de doenças hereditárias que são inicialmente, ou pelo menos muito cedo na vida, acompanhadas por manifestações cutâneas.[4]

As genodermatoses são doenças cutâneas hereditárias ligadas à estrutura e à função. Várias genodermatoses, associadas ao envolvimento de vários sistemas, conduzem a um aumento da morbilidade e da mortalidade. A identificação da base molecular destas doenças cutâneas graves herdadas recessivamente está no centro da investigação genética.[5]

O maior grupo de doenças hereditárias da pele são as doenças de gene único, que envolvem uma alteração na função de um gene e são geralmente designadas por genodermatoses.[6]

As doenças dermatológicas não afectam apenas a pele, mas também podem afetar a cavidade oral. As lesões da cavidade oral em doenças dermatológicas merecem especial atenção, uma vez que podem ser a principal caraterística clínica ou o único sinal destas doenças. Além disso, as lesões da mucosa oral em doenças dermatológicas podem ser fatais e podem também afetar a qualidade de vida sob a forma de dor, desconforto e limitações sociais e funcionais. Várias doenças dermatológicas de diversas etiologias, como infecções e genodermatoses, estão associadas a lesões orais.[7]

As genodermatoses são doenças hereditárias caracterizadas por manifestações dermatológicas marcantes. A hereditariedade mendeliana das doenças humanas é conhecida há mais de um século.[8]

As genodermatoses são um grupo heterogéneo de doenças que têm origem num vasto leque de alterações do ADN. Estas alterações vão desde mutações genéticas isoladas a complexos e mecanismos poligénicos, passando por deleções genéticas associadas ou grandes anomalias cromossómicas.[8]

Classificação

CLASSIFICAÇÃO DAS GENODERMATOSES ORAIS

Valia R.G., Jagavkar C.K. Iadvl [3]

DOENÇAS CROMOSSÓMICAS

Anomalias cromossómicas autossómicas

- Síndroma de Down
- Trissomia 18
- Trissomia 13

Anomalias dos cromossomas sexuais

- Síndrome de Turners
- Síndrome de Klinefelters

COMPLEXO DE ESCLEROSE TUBEROSA

SÍNDROMA DE GARDNER

SÍNDROME DE COWDEN

DISPLASIA ECTODÉRMICA

SÍNDROMES ASSOCIADAS À INSTABILIDADE DO ADN

- Xeroderma pigmentoso

SÍNDROME PIOCILODENOMATOSA

- Disqueratose congénita

SÍNDROME MISTA

- Hipoplasia dérmica focal
- Paquidermoperiostose
- Fenótipo acromegalóide com cutis verticis gyrata e leucoma da córnea
- Síndrome de Crouzon
- Síndrome de Pfeiffer
- Displasia cranioectodérmica
- Cachecol
- Síndrome de Cornélia de Lange

- Síndrome de Rubinstein-Taybi
- Síndrome de Marinesco-Sjögren
- Beck com síndrome de Wiedemann
- Síndrome do pterígio poplíteo
- Síndrome de Van der Woude
- Distrofia dermo-condro-córnea
- Síndrome digital Oto-Palatino
- Síndrome da fenda palatina lateral
- Síndrome de Flnn-Aird
- Síndrome de Lacriom-Auriculo-Digital

CLASSIFICAÇÃO DAS GENODERMATOSES ORAIS

Harper J.I., Trembath R.C.[6]

X - MOSAICO LIGADO E DOENÇAS ASSOCIADAS

- Incontinência Pigmentar
- Síndrome de Naegeli-Franceschetti-Jadassohn
- Incontinência Pigmentar Achromianer
- Síndrome de Klinefelter
- Síndrome de Turner
- Síndrome cardio-facio-cutâneo

ESCLEROSE TUBEROSA (EPILÓQUIO, DOENÇA DE BOURNEVILLE)

EPIDERMÓLISE BOLHOSA

Intraepidérmico

- Herpetiforme Eb
- Eb simplex com distrofia muscular

Formas de ramificação

- Epidermólise bolhosa atrófica benigna generalizada

Forma dermolítica ou distrófica

- Epidermólise bolhosa distrófica dominante (ddeb)

Forma recessiva

- Epidermólise bolhosa distrófica recessiva (Hallopeau-Siemens)

Dermopatia restritiva

Atrofodermia folicular

- Porocerotose
- Poroqueratose de tipo placa (Mibelli)

DOENÇA DE DARIER

PAQUIONÍQUIA CONGÉNITA

DISQUERATOSE CONGÉNITA

DEFEITOS ECTODÉRMICOS CONGÉNITOS

- Displasia ectodérmica hipo-hidrótica
- Displasia ectodérmica hidrótica
- Síndrome Aec (síndrome da febre dos fenos)
- Síndrome de Eec
- Síndrome de Rapp-Hodgkin de displasia ectodérmica
- Displasia ectodérmica com pêlos em saca-rolhas
- Síndrome de Odoto Tricho-Ungual-Digital Palmar
- Síndrome de Lenz-Majewski
- Naegeli-Franceschetti
- Paquidermoperiostose
- Hipoplasia dérmica focal (síndrome de Goltz)

OUTRAS ANOMALIAS CONGÉNITAS

- Fístulas congénitas do lábio inferior

CLASSIFICAÇÃO DAS GENODERMATOSES ORAIS

Richa Wadhawan e outros[1]

1. **GENODERMATOSES COM EFEITOS NOS DENTES E NA DENTIÇÃO**

- Ictiose
- Síndrome de Sjogren-Lairson
- Incontinência pigmentar
- Síndrome de Ehlers-Danlos
- Síndrome de hipoplasia dérmica focal
- Síndrome de Gardner
- Displasia ectodérmica

- Síndrome de hiperimunoglobulina E (síndrome de Job)

2. GENODERMATOSES QUE AFECTAM O PERIODONTO E AS GENGIVAS

- Ictiose
- Síndrome de Sjogren-Larrson
- Síndrome de Papillon-Lefevre
- Esclerose tuberosa de Bourneville
- Síndrome de Chediak-Higashi
- Síndrome de Ehlers-Danlos
- Síndrome de hipoplasia dérmica focal

3. GENODERMATOSES QUE AFECTAM A MUCOSA ORAL

- Doenças de Darier
- Neurofibromatose tipos 1 e 2
- Síndrome de Chediak-Higashi
- Síndrome de Ehlers-Danlos
- Proteinose lipídica
- Síndrome de hipoplasia dérmica focal
- Síndrome do hamartoma múltiplo (síndrome de Cowden)
- Pachonychia congénita
- Epidermólise bolhosa
- Síndrome de neoplasia endócrina múltipla
- Nevo de esponja branco

4. GENODERMATOSES QUE AFECTAM OS OSSOS MAXILARES E A FACE

- Síndrome de Mccune-Albright
- Síndrome de Ehlers-Danlos
- Síndrome de Marfan
- Síndrome de hipoplasia dérmica focal
- Síndrome de Gardner
- Síndrome do nevo basocelular
- Síndrome orofacial digital de tipo I

5. GENODERMATOSES QUE CAUSAM PIGMENTAÇÃO DA MUCOSA ORAL

- Complexo de Carney
- Neurofibromatose tipos 1 e 2
- Síndrome de Mccune-Albright
- Proteinose lipídica

- Pseudomantoma elástico
- Síndrome de Peutz-Jeghers
- Porfiria eritropoiética congénita
- Hipomelanose de Ito
- Síndrome de Sturge-Weber
- Teleangiectasia hemorrágica hereditária

CLASSIFICAÇÃO PROFISSIONAL

X - MOSAICO LIGADO E DOENÇAS ASSOCIADAS

- Incontinência Pigmentar
- Síndrome de Naegeli-Franceschetti-Jadassohn
- Incontinência Pigmentar Achromianer
- Síndrome de Klinefelter
- Síndrome de Turner
- Síndrome cardio-facio-cutâneo

ANOMALIAS CROMOSSÓMICAS AUTOSSÓMICAS

- Síndroma de Down
- Trissomia 18
- Trissomia 13

ATROFODERMIA FOLICULAR

- Poroqueratose
- Paroqueratose de tipo placa (Mibelli)

DISPLASIA ECTODÉRMICA

ESCLEROSE TUBEROSA

EPIDERMÓLISE BOLHOSA

Intraepidérmico

- Herpetiforme Eb
- Eb simplexn com distrofia muscular

Formas de ramificação

- Epidermólise bolhosa atrófica benigna generalizada

Forma dermolítica ou distrófica

- Epidermólise bolhosa distrófica dominante (ddeb)

Forma recessiva

- Epidermólise bolhosa recessiva

DERMATOPATIA RESTRITIVA

DOENÇA DE DARIER

SÍNDROMA DE GARDNER

SÍNDROME DE COWDEN

SÍNDROMES ASSOCIADAS À INSTABILIDADE DO ADN

- Xeroderma pigmentoso
- Disqueratose congénita

SÍNDROME MISTA

- Síndrome de Marinesco-Sjögren
- Hipoplasia dérmica focal
- Paquidermoperiostose
- Fenótipo acromegalóide com cutis verticis gyrate e leucoma da córnea
- Síndrome de Crouzon
- Síndrome de Pfeiffer
- Displasia cranioectodérmica
- Cachecol
- Síndrome de Cornélia de Lange
- Síndrome de Rubinstein-Taybi

Revisão da literatura

SÍNDROME DE BECKWITH-WIEDEMANN

E. R. Maher referiu **em 2003** que a maioria dos casos de síndrome de Beckwith-Wiedemann (BWS) são esporádicos e que ~20% deles têm uma dissomia uniparental (isodisomia paterna) para uma região variável do cromossoma 11, que inclui sempre o grupo de genes impressos 11p15.5.[10]

Gicquel C et al. 2005 relataram uma incidência estimada de 1 por 13.700 nados-vivos. Os doentes com SBW são susceptíveis de desenvolver tumores embrionários (mais frequentemente o tumor de Wilms ou o nefroblastoma). A BWS é uma doença multigénica causada pela desregulação da expressão genética na região cromossómica 11p15.[11]

Ravikant K. salientou **em 2014** que a síndrome de Beckwith-Wiedemann é uma doença multigénica desproporcionada caracterizada por onfalocele, gigantismo, macroglossia, microcefalia e visceromegalia.[12]

CARACTERÍSTICAS

De acordo com a **Neville's**, as pessoas com esta síndrome têm um risco acrescido de desenvolver vários tumores viscerais na infância, incluindo o tumor de Wilms, o carcinoma da suprarrenal e o hepatoblastoma. A hipoglicemia neonatal sistémica pode ocorrer em um terço a metade dos doentes.[13]

Gicquel C et al. 2005 mencionaram defeitos da parede abdominal (exomphalos, hérnia umbilical, diastasis recti; 65% dos doentes). A organomegalia, que afecta principalmente os órgãos abdominais: rins, fígado, baço, pâncreas e supra-renais (em 50% dos doentes), é de 11
foi observada nestes doentes.

TRATAMENTOS FACIAIS

Thorburn M J et al. verificaram, **em 1970,** que a parte posterior da cabeça podia ser proeminente, tendo sido também observada uma microcefalia ligeira, sulcos assimétricos nos lóbulos das orelhas e covinhas. O nevus flammeus facial, um achado comum, parece ser menos pronunciado nos primeiros anos e geralmente aparece na região glabelar e acima das pálpebras superiores.[14]

EVENTOS ORAIS

Christine Gicquel et al. 2005 referiram que a língua apresentava uma hipertrofia generalizada.[11]

De acordo com **Neville**, a língua tem geralmente um aspeto multinodular. Macroglossia, hipoplasia do maxilar superior e prognatismo relativo do maxilar inferior.[13]

Em 1967, Irwing I. descobriu que a macroglossia, as más oclusões de classe III, a mordida aberta anterior e os incisivos inferiores retroinclinados eram caraterísticas comuns.[15]

TRATAMENTO

Christine Gicquel et al 2005, Nos recém-nascidos com exomphalosis, a parede abdominal deve ser reparada logo após o nascimento. A hipoglicemia nos primeiros dias de vida pode ser evitada através da monitorização dos níveis de glucose no sangue de seis em seis horas durante os primeiros dias em recém-nascidos com EEB. Isto pode evitar sequelas neurológicas graves.[11]

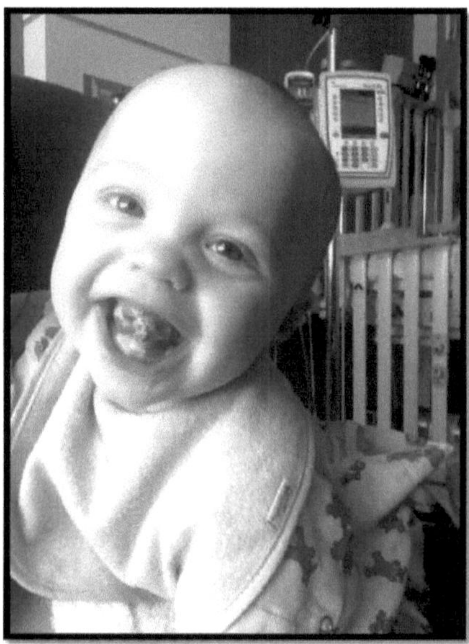

Fig.1 a. Língua aumentada por nódulos

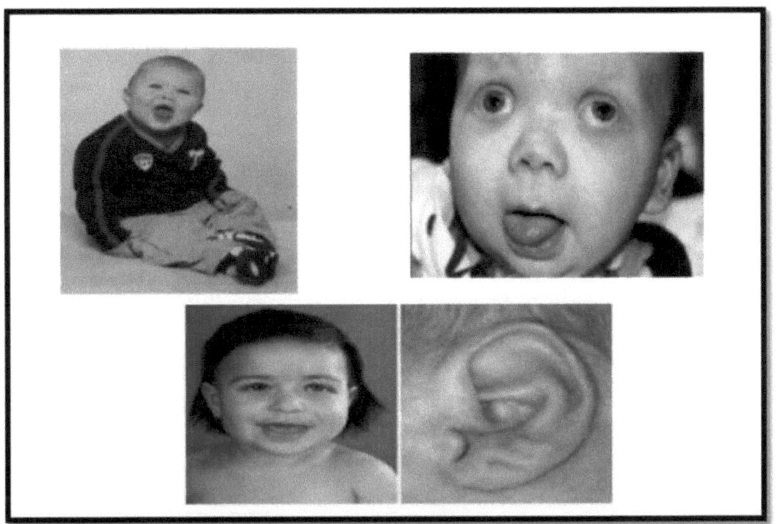

Fig. 1 (b) Bebé com síndrome de Beckwith-Wiedemann com a) gigantismo b) macroglossia c) fossas auriculares

DISPLASIA CLEIDOCRANIANA (DISOSTOSE CLEIDOCRANIANA)

Stefan Mundlos 1999, A displasia cleidocraniana é uma displasia esquelética autossómica dominante caracterizada por clavículas anormais, suturas e fontanelas abertas, dentes supranumerários, baixa estatura e uma multiplicidade de outras alterações esqueléticas. O gene da doença foi localizado numa região do cromossoma 6p21.[16]

CARACTERÍSTICAS

Stefan Mundlos 1999, verificou que a pélvis é invariavelmente afetada e apresenta alterações caraterísticas. Crouzon e Buttier propuseram o nome "forma cleido crânio-pélvica" para esta deformidade. Também se verifica um alargamento da sínfise púbica.[16]

Tamison Jewett (2010) descobriu que as pessoas com displasia cleidocraniana podem ter anomalias noutros ossos para além do crânio e da clavícula. Podem ter um posicionamento invulgar das articulações da anca, anomalias nos ossos da coluna vertebral e uma formação invulgar dos ossos dos dedos e das mãos.[17]

EXPRESSÕES FACIAIS

Suhail Rizvi et al. 2006 relataram o caso de um homem asiático de 28 anos de origem indiana. Entre outras caraterísticas faciais, o ângulo goníaco parecia extremamente arredondado e o colo do côndilo era indefinido. A radiografia lateral do crânio mostrava uma depressão na área da fontanela anterior. Os dois ossos frontais sobrepunham-se, dando a impressão de dupla densidade. A região posterior da fontanela também estava aberta, como mostra a radiografia. Ossos vermiformes estavam presentes na região da sutura lambdoide. A aparência hipoplásica do maxilar superior era claramente visível na radiografia lateral do crânio e na calota craniana lateral.[18]

EVENTOS ORAIS

John Daskalogiannakis et al (2006) relataram que os problemas dentários são a manifestação mais importante da displasia cleidocraniana e geralmente incluem a retenção de vários dentes decíduos, impactação ou erupção tardia dos dentes permanentes e a presença de um número variável de dentes supranumerários. Pensa-se também que os dentes supranumerários são formados pela ativação de remanescentes da lâmina dentária que não foram reabsorvidos durante a odontogénese.[19]

Suhail Rizvi et al (2006) relataram o caso de um homem asiático de 28 anos, de origem indiana, que apresentava um número excessivo de dentes supranumerários nos molares superiores e pré-molares inferiores, como parte da síndrome da displasia cidricocraniana. Estes últimos assemelham-se a pré-molares. O número total de dentes era de 64, o que é extremamente elevado.[18]

De acordo com **Ghom**, pode aparecer um palato alto e estreito e uma fenda palatina. Os buracos na coroa são uma consequência da hipoplasia.[20]

TRATAMENTO

Suhail Rizvi et al. 2006 referiram que a correção cirúrgica pode ser necessária para evitar o agravamento da deformidade.[18]

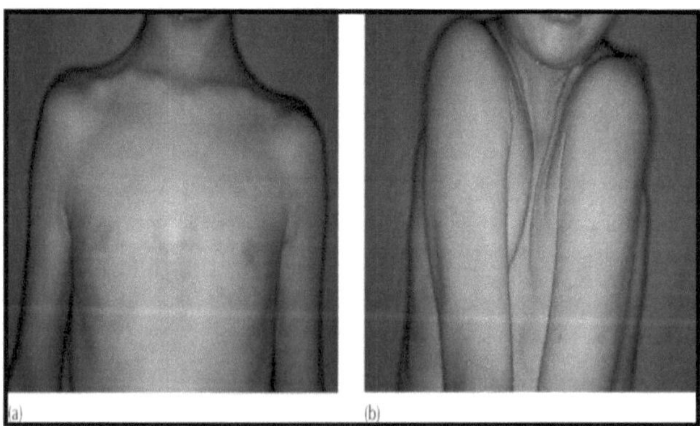

Figura 2(a). Hipermobilidade do ombro devido à ausência de clavículas

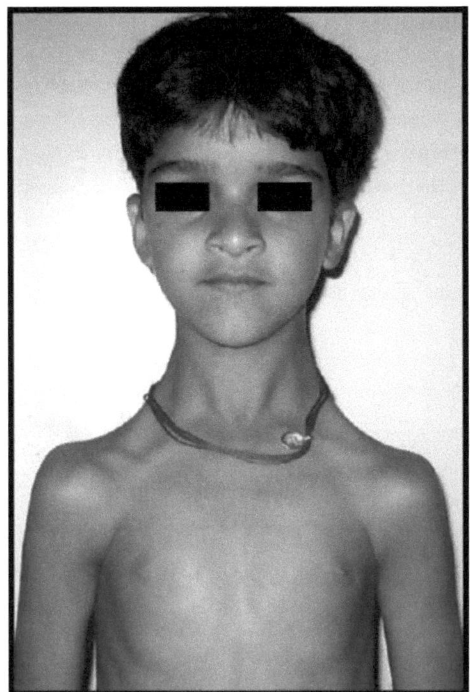

Fig.2(b). Pescoço alongado na displasia cleidocraniana

SÍNDROME DE CROUZON

Bowling E L et al. 2006 explicam que a síndrome de Crouzon é uma doença genética rara que pode ocorrer à nascença ou em bebés. A doença caracteriza-se por malformações acentuadas da região craniana e facial.[21]

Silva D. L. D. et al. 2008: A síndrome de Crouzon é uma infeção rara que afecta o desenvolvimento do esqueleto craniofacial e, apesar da sua raridade, apresenta um risco de transmissão de 50% se um dos progenitores for afetado, independentemente do sexo da pessoa.[22]

CARACTERÍSTICAS

Padmanabhan V. (2011) relatou o caso de um menino de 7 anos que se queixava de dor nos dentes superiores esquerdos e cujo aspeto e tamanho da cabeça não eram normais.[23]

TRATAMENTOS FACIAIS

Padmanabhan V 2011: O exame extra-oral revelou uma cabeça de forma elíptica, um padrão de crescimento facial dolicocefálico e um perfil facial convexo.[23]

DECLARAÇÃO ORAL

Padmanabhan V 2011, numa dentição mista precoce, em que todos os dentes decíduos estavam presentes nas arcadas maxilar e mandibular, o tempo de erupção e o estado de erupção eram normais para a idade da criança. A criança também apresentava um palato abobadado. Os dentes decíduos presentes estavam muito cariados. Os primeiros molares permanentes a erupcionar estavam ocluídos e saudáveis.[23]

Khalam S 2014, o doente era de baixa estatura, tinha uma ponte nasal larga, forma elíptica da cabeça, perfil côncavo, retrognatismo maxilar, défice malar, órbitas planas, proptose ocular e hipertelorismo.[24]

TRATAMENTO

Silva D L D et al Em 2008, o procedimento cirúrgico para o tratamento da síndrome de Crouzon foi um dos mais importantes avanços terapêuticos.[22]

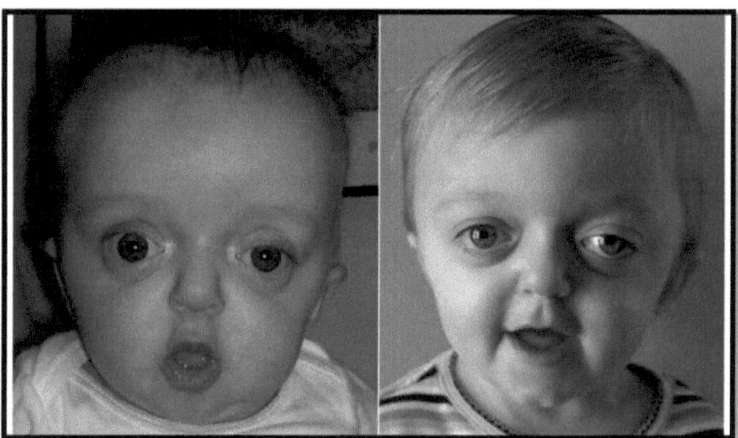

Figura 3 (a). Testa larga e alta com nariz em bico e atraso mental

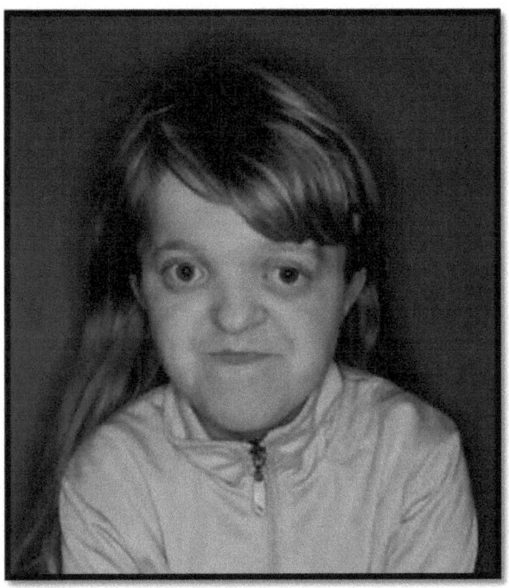

Fig. 3(b). Distose craniofacial

DOENÇA DE DARIER

Virendra N Sehgal & Govind Srivastava estabeleceram **em 2005** que a doença de Darier é uma doença genética autossómica dominante bem estudada, acompanhada por uma queratinização particular da epiderme, unhas e membranas mucosas e uma erupção persistente de pápulas hiperqueratóticas.[25]

C. Tang et al. relataram **em 2010** que a doença de Darier é uma genodermatose autossómica dominante rara caracterizada por pápulas e placas verrucosas em áreas seborreicas, fossa palmo-plantar e distrofia ungueal marcada.[26]

CARACTERÍSTICAS

Em 2011, Neerja Puri realizou um estudo em 30 doentes com DD, que incluiu um hemograma completo, glicemia em jejum, VSG, exame de urina completo, testes de função hepática e testes de função renal.[27]

Caraterísticas clínicas

Daniel Berg & Anne S. Bassett descobriram **em 2011** que a doença começa tipicamente na segunda década de vida e dura geralmente toda a vida, com fases de agravamento desencadeadas pela transpiração, pequenos traumatismos cutâneos e exposição aos raios UV. A remissão completa é rara.

Apresentações orais

K. G. D. Manoja referiu **em 2011** que a doença de Darier ocorre geralmente num período de 4-5 décadas.

Os doentes com lesões orais apresentam lesões secas, crostosas e pruriginosas sobre áreas seborreicas e lábios crostosos. As lesões intra-orais são geralmente esbranquiçadas e de consistência variável [29].

TRATAMENTO

Atul Jain et al. descobriram **em 2014** que, apesar dos progressos significativos na compreensão das anomalias subjacentes à doença de Darier, o tratamento é geralmente insatisfatório. Muitos doentes com doença ligeira não necessitam de tratamento para além de simples emolientes e hidratantes tipo sabonete, com indicações sobre os efeitos da luz solar. Nos casos mais graves, os retinóides orais são o tratamento mais eficaz. A resposta clínica é boa em 90% dos doentes. A maioria dos doentes tolera 0,6 mg/kg de acitretina por dia, mas 10-25 mg por dia é uma dose inicial razoável, podendo a dose ser aumentada gradualmente. Outros tratamentos como os retinóides tópicos, os corticosteróides tópicos, a cirurgia e os tratamentos com laser têm o seu lugar, mas existem poucas provas da sua eficácia. A terapia fotodinâmica pode ser considerada como um potencial tratamento complementar para a doença de Darier.[30]

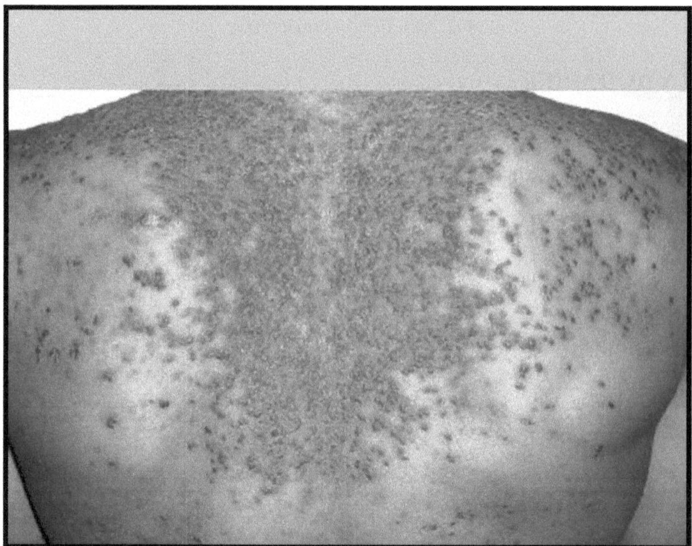

Fig.4 (a). Lesões seborreicas pruriginosas

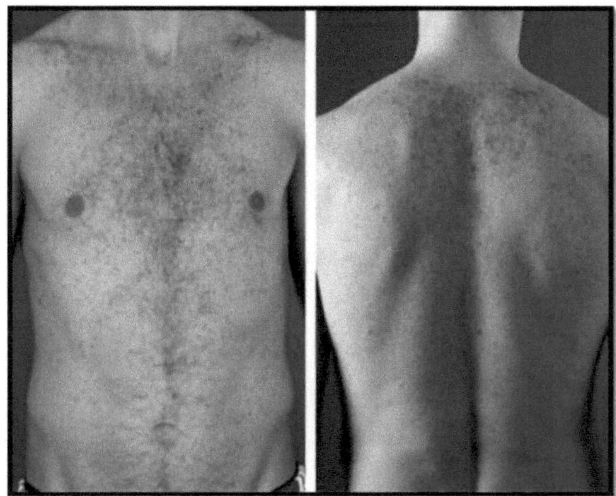

Fig. 4(b). Queratose folicular

SÍNDROME DOWN

Em 1996, Arnold L. Christianson apresentou o facto de a síndrome de Down (ds), reconhecida como a causa mais comum de deficiência mental congénita nos países industrializados, ter sido descrita pela primeira vez por Langdon Down em 1866.[31]

R. Rajendran e Mansur Ahmad explicaram que a síndrome de Down é uma forma frequente de atraso mental acompanhada de traços morfológicos caraterísticos (mongolismo) e de numerosas anomalias somáticas devidas a uma série de aberrações cromossómicas.[32]

ETIOLOGIA

Frances K Wiseman 2009, A síndrome de Down (SD) é causada por uma trissomia do cromossoma 21 (Hsa21) e está associada a uma série de resultados adversos, incluindo dificuldades de aprendizagem, defeitos cardíacos, doença de Alzheimer de início precoce e leucemia infantil.[33]

CARACTERÍSTICAS CLÍNICAS

R Rajendran e Mansur Ahmad, a síndrome de Down é a anomalia autossómica mais comum, ocorrendo em aproximadamente 1 em cada 700 nados vivos. Foi detectada em pessoas de todas as etnias. Ambos os sexos são igualmente afectados. Os traços morfológicos caraterísticos do mongolismo são visíveis desde o nascimento, mas só se tornam evidentes em crianças com mais de um ano de idade. As principais caraterísticas da síndrome de Down são um atraso mental ligeiro a grave, uma cabeça pequena, uma face plana com um espaço ocular alargado, uma ponte nasal afundada, um occipital plano e um pescoço curto e largo.[32]

Ambreen Asim et al. relataram **em 2015** que a síndrome de Down ou trissomia 21, a anomalia cromossómica mais comum em crianças nascidas vivas, está associada a uma série de malformações congénitas.[33]

TRATAMENTO

Ambreen Asim et al (2015) explicaram que os pais de crianças com SD precisam de estar conscientes destas potenciais condições para que possam ser diagnosticadas e tratadas rápida e adequadamente. O tratamento cirúrgico precoce de defeitos cardíacos nos primeiros seis meses de vida pode evitar complicações graves. As cataratas congénitas ocorrem em cerca de 3% das crianças e devem ser tratadas.

ser retirado logo após o nascimento para que a luz possa chegar à retina. Para manter um peso adequado, é necessária uma dieta equilibrada e uma atividade física regular. Os problemas de alimentação e de amamentação melhoram geralmente após a cirurgia cardíaca. Uma criança com síndrome de Down tem de ser examinada regularmente por vários médicos.[33]

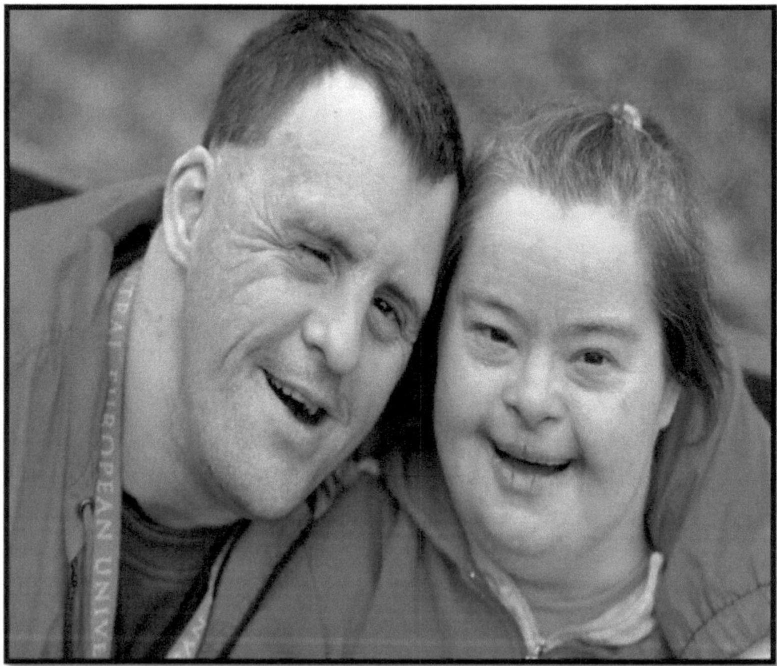

Fig.5 (a). Vista frontal de um doente com síndrome de Down com caraterísticas mongólicas distintas

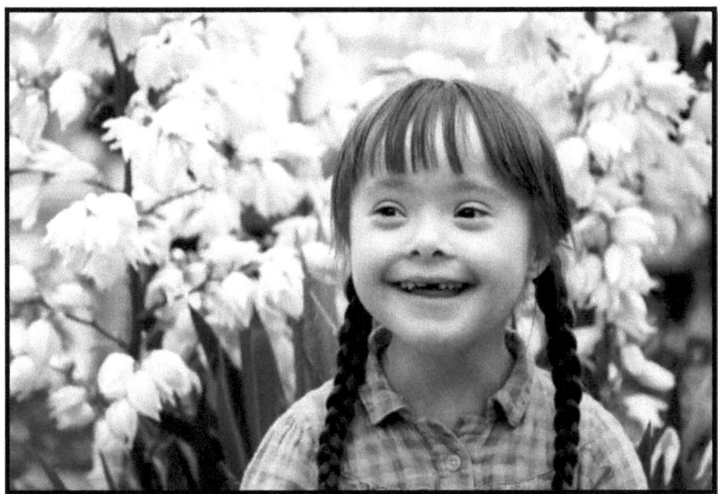

Fig.5 (b). Anodontia parcial e macroglossia na síndrome de Down

DISQUERATOSE CONGÉNITA

Suresh Kumar e Suthar R 2013 explicaram que a disqueratose congénita (DC) é uma síndrome hereditária rara de insuficiência da medula óssea e predisposição para o cancro, caracterizada por anomalias marcantes das mucosas e caraterísticas de envelhecimento prematuro, que ocorre em 1 em 1 milhão de pessoas.[34]

CARACTERÍSTICAS

Soledad Fernandez Garcia salientou **em 2014** que o grupo de doenças designado pelo termo "disqueratose-leucopénia" se expandiu consideravelmente desde a sua primeira descrição. A forma clássica e original é geralmente caracterizada pela tríade mucocutânea de pigmentação anormal da pele, distrofia ungueal e leucoplasia. Posteriormente, foram identificados novos casos, mostrando que vários sistemas do corpo podem ser afectados. O reconhecimento da DC como uma doença multissistémica inclui caraterísticas "menores" adicionais, tais como atraso do crescimento intrauterino, atraso no desenvolvimento, transpiração excessiva, baixa estatura, hipogonadismo, enteropatia, doença hepática, estenoses esofágicas e uretrais, osteoporose e necrose avascular das ancas e dos ombros.[35]

Bethel Shiferawa et al. 2015 explicaram que, para além de todas estas caraterísticas, o doente pode também apresentar uma anemia aplástica moderada. Outra causa importante de morte é a malignidade, que ocorre principalmente nas superfícies mucosas com leucopenia. Por conseguinte, é importante reconhecer o risco acrescido de cancros do trato aerodigestivo superior nestes doentes.[36]

TRATAMENTOS FACIAIS

Soledad Fernandez Garcia observou **em 2014** que a microcefalia e as anomalias dos olhos e do cabelo são comuns.[35]

Bethel Shiferawa et al (2015) mencionaram que as caraterísticas faciais são caracterizadas pela seguinte tríade: pigmentação anormal da pele, distrofia ungueal e leucoplasia da mucosa.[36]

DECLARAÇÃO ORAL

Suresh Kumar et al 2013, o envolvimento dentário é observado sob a forma de cáries (17%), doença periodontal, diminuição da relação raiz/coroa, taurodontismo (câmaras pulpares alargadas dos dentes) e leucoplasia. As vesículas ou bolhas são visíveis na mucosa oral; são recorrentes e indolores. A língua atrofia-se e perde as suas papilas.[34]

TRATAMENTO

M. Soledad Fernandez Garcia 2014, A disqueratose congénita é uma doença multissistémica, pelo que é importante monitorizar muitos sistemas do corpo.[35]

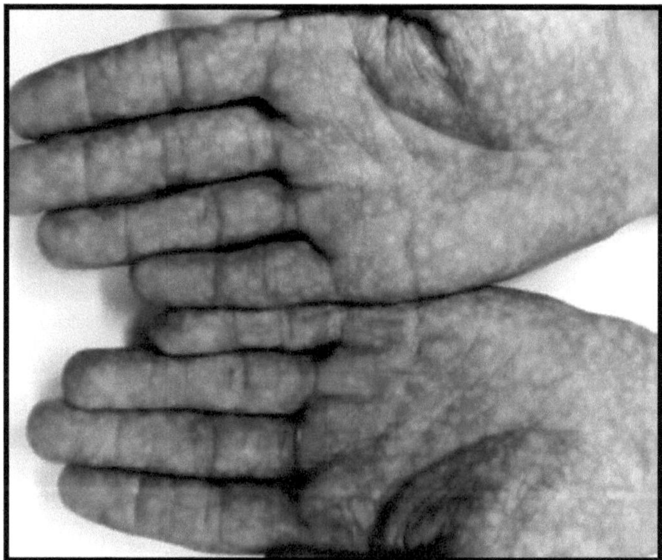

Fig. 6(a). Pigmentação anormal da pele

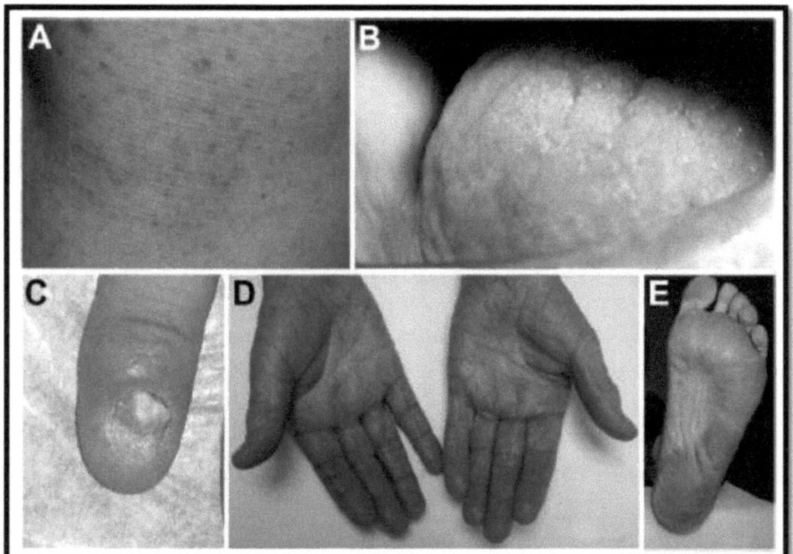

Fig. 6(b). Disqueratose congénita

DISPLASIA ECTODÉRMICA

S. O. Hung e A. Patterson 1984 descrevem que a displasia ectodérmica é conhecida por afetar vários tecidos de origem ectodérmica embrionária. A principal anomalia diz respeito à pele e aos seus apêndices, bem como aos dentes.[37]

Manuela Priolo e Carmelo Lagana (2001) descobriram que as displasias ectodérmicas constituem um vasto e complexo grupo nosológico de doenças que partilham anomalias comuns do cabelo, dentes, unhas e glândulas sudoríparas.[38]

Atila F. Visinon, Toni Lisboa-Costa et al (2009) definiram as displasias ectodérmicas como doenças congénitas caracterizadas por alterações em duas ou mais estruturas ectodérmicas, das quais pelo menos uma está envolvida no cabelo, dentes, unhas ou glândulas sudoríparas.[39]

ETIOLOGIA

R Rajendran 2012, A síndrome de displasia ectodérmica resulta do desenvolvimento anormal de derivados ectodérmicos no início da idade embrionária. Os genes responsáveis pelas diferentes 32 síndromes encontram-se em diferentes cromossomas e podem sofrer mutações ou ser eliminados.

CARACTERÍSTICAS CLÍNICAS

Rahul Prasad et al (2012) dividiram a displasia ectodérmica em hipohidrótica e hidrótica. Hipohidrótica, na qual as glândulas sudoríparas estão ausentes ou acentuadamente reduzidas, e hidrótica, na qual as glândulas sudoríparas são normais. As displasias ectodérmicas hipohidróticas são também conhecidas como síndrome de Christ-Siemens-Touraine. Esta é a forma mais grave da doença e é acompanhada por sensibilidade ao calor, febres altas frequentes e mau posicionamento dentário.[40]

Bhadauria R S, Ranjana Sharma & Gayatri Prajapat 2014 descobriram que o couro cabeludo e os pêlos do corpo podem ser finos, ralos e de cor pálida. O cabelo pode ser áspero, excessivamente quebradiço, encaracolado ou mesmo torcido. As unhas das mãos e dos pés podem ser grossas, com uma forma anormal, descoloradas, estriadas, de crescimento lento ou quebradiças. Por vezes, as unhas podem mesmo estar completamente ausentes.[41]

Richa Wadhawan et al. 2016 descobriram que as principais caraterísticas da síndrome são a ausência ou a diminuição da transpiração, a hipotricose e a anodontia total ou parcial. Nas formas completas, a aparência do doente é única, com cristas frontais e queixo pronunciados, nariz em sela, bochechas encovadas, lábios grossos e virados para cima, orelhas grandes e cabelo esparso, constipação atrófica, corrimento nasal persistente e fétido e crostas, infecções respiratórias crónicas e problemas auditivos.[1]

EVENTOS ORAIS

[41]**Bhadauria R S, Ranjana Sharma & Gayatri Prajapat 2014**, acrescentam que o desenvolvimento anormal resulta na ausência de dentes ou no crescimento de dentes em forma de bastonete ou pontiagudos, como mostra a Figura 7.

Richa Wadhawan et al. 2016, Os dentes temporários e permanentes podem estar totalmente ausentes ou podem existir apenas alguns dentes, os incisivos e/ou caninos são carateristicamente cónicos e pontiagudos, os maxilares são normais, as gengivas podem ser atróficas, a boca pode estar seca devido a hipoplasia das glândulas salivares e as glândulas lacrimais podem também ser insuficientes.[1]

TRATAMENTO

Seema Deshmukh & S. Prashanath (2012) descobriram que o padrão habitual de tratamento consistia em fazer próteses e, à medida que a criança crescia, modificar a prótese ou substituí-la durante a fase de dentição mista, com a prótese a precisar de ser modificada para compensar a perda de dentes decíduos lascados e o aparecimento de dentes permanentes recém-surgidos.

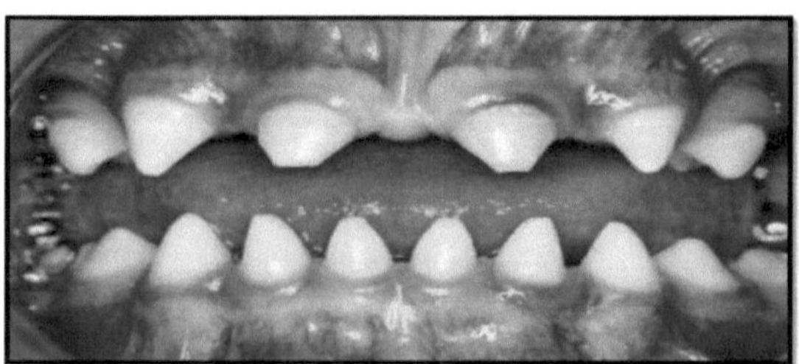

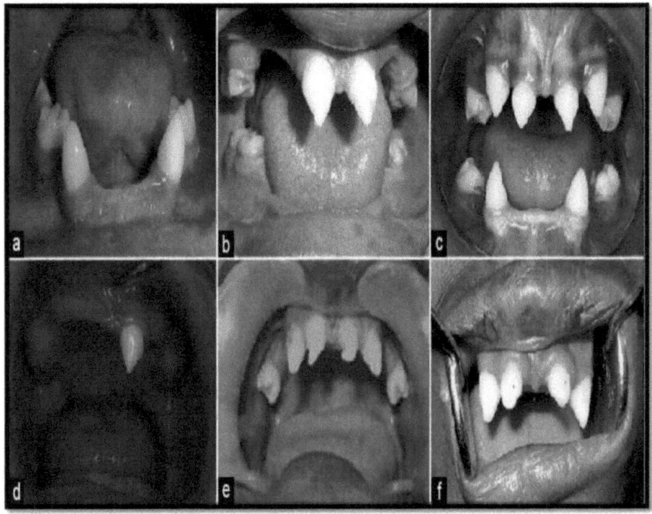

Fig. 7: Doenças dos dentes

SÍNDROME DE EHLERS-DANLOS

Liakat A Parapia & Carolyn Jackson explicaram **em 2008** que a síndrome de Ehlers-Danlos é um grupo hereditário heterogéneo de doenças do tecido conjuntivo, caracterizado por uma síntese anormal de colagénio e que afecta a pele, os ligamentos, as articulações, os vasos sanguíneos e outros órgãos. A síndrome de Ehlers-Danlos é uma das mais antigas causas conhecidas de hematomas e hemorragias e foi descrita pela primeira vez por Hipócrates em 400 a.C.[43]

CARACTERÍSTICAS

Segundo Neville's, os sinais clínicos caraterísticos desta doença são pele hiperelástica e fragilidade da pele e dos vasos sanguíneos, o que leva a hematomas excessivos e à não cicatrização das feridas cutâneas, conhecidas como cicatrizes papiráceas por se assemelharem a papel de cigarro amachucado.[13]

Fransiska Malfai et al. 2010 referiram que podem ser observadas manifestações de extensibilidade e fragilidade geral dos tecidos em vários órgãos. Os doentes sofrem frequentemente de hérnias recorrentes, tais como hérnias inguinais, umbilicais, hiatal ou cicatriciais. O prolapso rectal recorrente pode ser observado na primeira infância.[44]

Nimisha Kakadia et al (2011) verificaram que os doentes apresentavam uma cicatrização deficiente das feridas, petéquias e perturbações da agregação plaquetária, que podiam ser corrigidas com a administração de fibronectina 45.

De Paepe A descobriu **em 2012** que as "nódoas negras ligeiras", a tendência para formar nódoas negras espontaneamente ou após um traumatismo mínimo, ocorre em todos os subtipos da síndrome de Ehlers-Danlos e pode ser explicada pela fragilidade capilar.[46]

TRATAMENTOS FACIAIS

Fransiska Malfai et al. 2010 referiram que os doentes com síndrome de Ehler-Danlos clássico têm caraterísticas faciais típicas, como rugas epicantais, excesso de pele sobre as pálpebras, algumas cicatrizes extensas na testa e no queixo e um aspeto pálido e, por vezes, algo prematuramente envelhecido do rosto.[44]

DECLARAÇÃO ORAL

Yves Letourneau et al (2001) referiram que a mucosa é tão frágil como a pele e rasga facilmente em contacto com os instrumentos. O material de sutura não se mantém. A hipoplasia do esmalte é frequentemente observada. Os pré-molares e molares podem apresentar fissuras profundas e cúspides longas. A língua é muito flexível. Cerca de 50% das pessoas afectadas podem tocar na ponta do nariz com a língua (sinal de Gorlin), em comparação com 8-10% das pessoas com 47 anos.
População.

TRATAMENTO

Fransiska Malfai et al. 2010 referiram que as feridas dérmicas devem ser fechadas por tensão, de preferência em duas camadas, e que os pontos profundos devem ser generosos. As suturas dérmicas devem ser deixadas durante o dobro do tempo habitual e a fixação adicional da pele adjacente com fita adesiva pode ajudar a evitar o estiramento da cicatriz.[44]

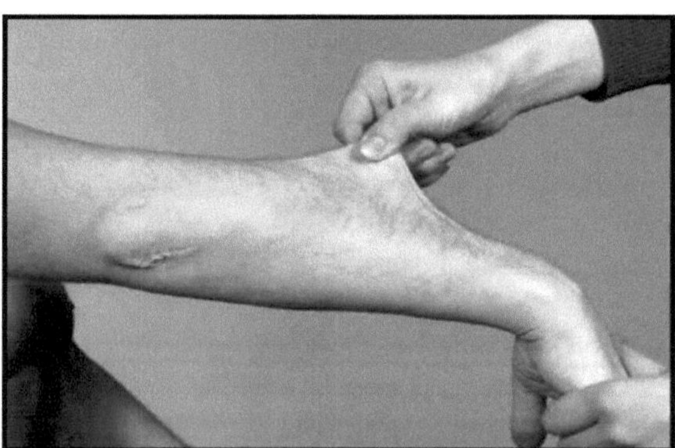

Fig.8(a). Hiperelasticidade da pele

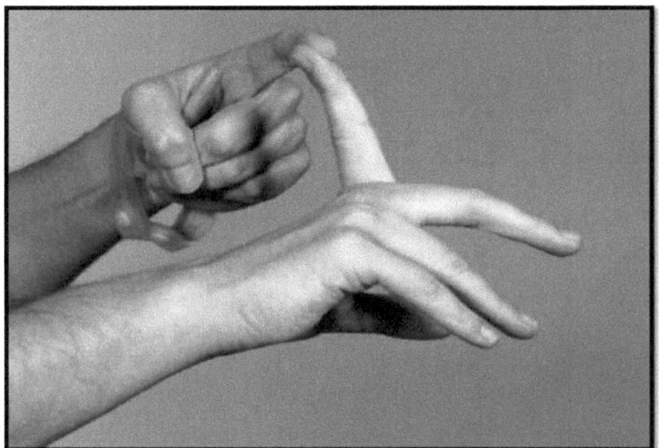

Fig.8(b). Hiperflexibilidade dos dedos

EPIDERMÓLISE BOLHOSA

J. Timothy Wright et al. 1993 descobriram que a epidermólise bolhosa (EB) é um grupo diversificado de doenças cuja caraterística comum é a formação de bolhas com separação de tecidos, a profundidades variáveis na pele e/ou nas mucosas, consoante o tipo específico de EB. Pode haver um envolvimento oral pronunciado, causando alterações potencialmente devastadoras tanto nos tecidos moles como nos tecidos duros.[48]

Jo-David 2010,A epidermólise bolhosa hereditária (EB) engloba mais de 30 entidades fenotípica ou genotipicamente distintas que partilham a caraterística comum da fragilidade mecânica dos tecidos epiteliais ou superficiais, em particular a pele. Uma caraterística de todos os tipos de EB é a presença de bolhas ou erosões recorrentes, que aparecem mesmo após uma ligeira tração sobre estes tecidos.[49]

R Rajendran, a epidermólise bolhosa é um grupo de doenças bolhosas hereditárias caracterizadas pela formação de bolhas em resposta a traumatismos mecânicos.[32]

CARACTERÍSTICAS

O Dr. KY Chow (2000) afirmou em "Molecular basis of epidermolysis bullosa" que isto se deve a uma mutação que afecta a queratina 5 ou 14, ou raramente a plectina. A epidermólise bolhosa é devida a uma mutação que afecta a laminina 5, a integrina a6в4 ou a bp180. A epidermólise bolhosa distrófica deve-se a uma mutação que afecta o colagénio VII. A compreensão da base molecular da doença tem implicações importantes para o diagnóstico, aconselhamento, testes pré-natais e de pré-implantação e abre a possibilidade de terapia genética.[50]

R Rajendram classificou a epidermólise bolhosa em três categorias principais[32]

- Epidermólise bolhosa simples

- Epidermólise bolhosa juncional
- Epidermólise bolhosa distrófica

CARACTERÍSTICAS CLÍNICAS

Ralf J. Ludwig Em 2013, a epidermólise bolhosa adquirida foi distinguida de outras doenças bolhosas com base em caraterísticas clínicas e histológicas distintas, estabelecendo assim os primeiros critérios de diagnóstico para a doença. Estes critérios incluíam (i) lesões clínicas semelhantes à epidermólise bolhosa distrófica, (ii) início da doença na idade adulta, (iii) uma história familiar negativa de epidermólise bolhosa distrófica e (iv) exclusão de outras doenças bolhosas.[51]

R Rajendran, A forma generalizada da epidermólise bolhosa simples é herdada de forma autossómica dominante, aparece à nascença ou pouco depois e caracteriza-se pela formação de vesículas e protuberâncias, principalmente nas mãos e nos pés, em locais de fricção ou trauma. Os joelhos, os cotovelos e o tronco raramente são afectados e as unhas só ocasionalmente são afectadas. Quando as bolhas cicatrizam, geralmente dentro de 2 a 10 dias, uma caraterística importante é a ausência de cicatrizes ou pigmentação permanente.[32]

EVENTOS ORAIS

Richa Wadhwan et al. 2016, as primeiras lesões são vesículas ou bolhas. As vesículas rompem-se, dando origem a erosões ou ulcerações que acabam por cicatrizar com a formação de cicatrizes. Podem perder-se apêndices como as unhas.[1]

TRATAMENTO

J. Timothy Wright et al. 1993 referiram que as pessoas com formas mais ligeiras de EB requerem poucas alterações nos seus cuidados dentários e podem ser tratadas como qualquer outro doente. Assim, a maioria das pessoas com EB simplex tolera os procedimentos dentários sem dificuldade. No entanto, o dentista deve questionar cuidadosamente cada doente com EB sobre a sua vulnerabilidade da mucosa, uma vez que o tratamento dentário pode levar à formação de bolhas na boca, mesmo em alguns doentes ligeiramente afectados. Por outro lado, as pessoas com hipoplasia pronunciada do esmalte ou cáries, fragilidade extrema da mucosa e/ou microstomia podem exigir uma abordagem diferente da reabilitação oral e da gestão anestésica. O tratamento dentário de rotina em ambulatório sob anestesia local é possível para os doentes com um envolvimento mínimo dos tecidos moles ou com uma necessidade limitada de tratamento. Para os doentes com envolvimento grave dos tecidos moles que requerem múltiplos procedimentos de restauração e/ou cirúrgicos, a anestesia geral é a mais adequada.[48]

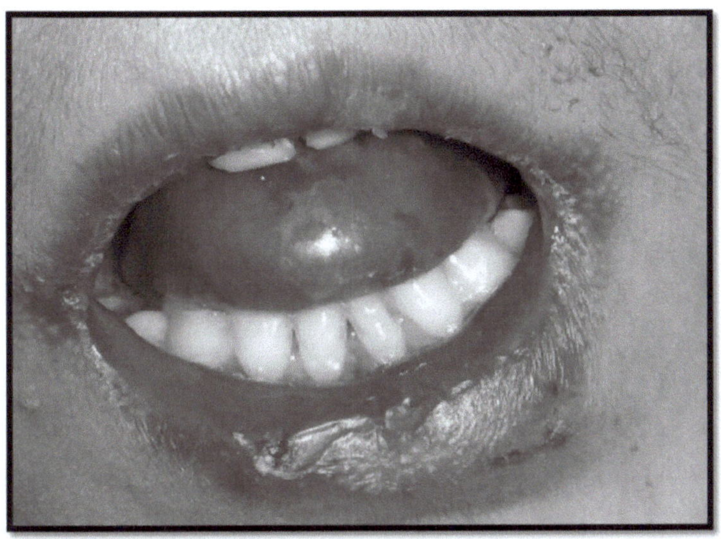

Fig. 9(a).descamação do epitélio

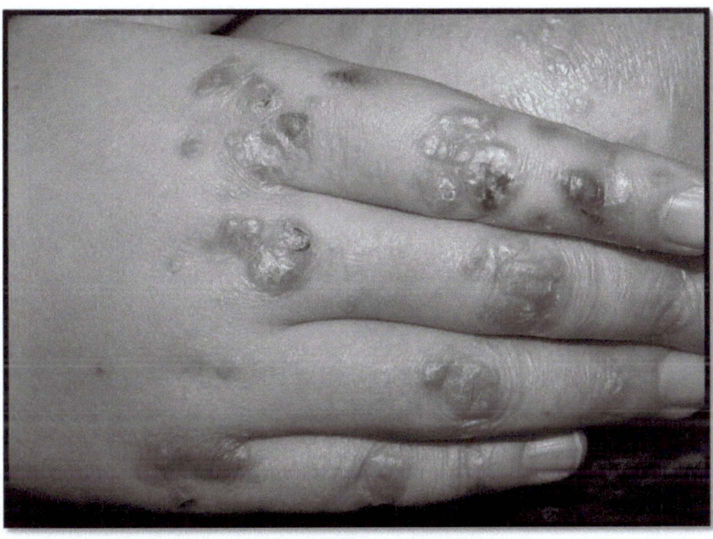

Fig. 9(b). Bolhas e cicatrização típica de lesões cutâneas

SÍNDROME DE HIPOPLASIA DÉRMICA FOCAL

Steven D. Ureles & Howard L. Needleman 1986 relataram que a síndrome de hipoplasia dérmica focal, também conhecida como síndrome de Goltz, é uma doença mesoectodérmica congénita rara descrita pela primeira vez em 1962.[52]

CARACTERÍSTICAS

I K Temple et al. 1990 constataram que as anomalias cutâneas típicas estão quase invariavelmente presentes desde o nascimento. A forma mais marcante da lesão consiste inicialmente em máculas atróficas, angulares, cor-de-rosa ou vermelhas, que podem ser ligeiramente elevadas ou deprimidas e que apresentam frequentemente um agrupamento reticular.[53]

Silvina N. Contreras-Capetillo et al. 2014 relataram o caso de uma menina de 5 anos de idade. Ela apresentava sindactilia e braquidactilia do segundo ao terceiro dedos de ambos os lados, falta da terceira unha, clinodactilia do quinto dedo e ectrodactilia do pé direito. A sua pele apresentava linhas ligeiramente hiperpigmentadas inspiradas nas linhas de Blaschko, mas sem hipoplasia cutânea ou hérnia de gordura. Apresentava um esterno bífido, lábios maiores subdesenvolvidos e ausência de lábios menores.[54]

TRATAMENTOS FACIAIS

Ramirez-Botero et al. 2005 referiram que o doente apresentava assimetria facial, microftalmia esquerda, orelhas displásicas de inserção baixa, canal auditivo estreito, lábio inferior bífido, oligodontia, papiloma arborescente na região mental, prognatismo e queixo pontiagudo, narinas antevertidas, ponte nasal estreita e cabelo esparso com alopecia irregular.[55]

Najeeba Riyaz et al. 2005 relataram o caso de uma menina de 7 anos de idade. A mandíbula direita era hipoplásica e o dorso nasal era estreito, com uma ponta larga e entalhe unilateral da asa nasal direita. A menina também era vesga e tinha as orelhas baixas.[56]

EVENTOS ORAIS

Steven D. Em 1986, Steven D. Ureles e Howard L. Needleman apresentaram o primeiro relato de caso dentário de uma paciente com síndrome de hipoplasia dérmica focal. Intraoralmente, apresentava uma indentação significativa do rebordo alveolar na área do incisivo lateral esquerdo do maxilar e na linha média mandibular. Eram visíveis ligeiras indentações alveolares na linha média do maxilar superior e na área do incisivo lateral esquerdo do maxilar inferior. Apresentava um lábio superior e inferior alto e gengivite generalizada.[52]

Ilner De Souza-E-Souza 2003, afirmou que podem ocorrer alterações no número, tamanho e estrutura dos dentes. Podem ocorrer hipodontia, microdontia, hipoplasia do esmalte e atraso na erupção dos dentes.

TRATAMENTO

I K Temple et al. 1990 referiram que muitas das crianças mais gravemente afectadas não prosperavam. Em caso de deformidade dos membros, deve procurar-se aconselhamento imediato junto de um cirurgião ortopédico e de um cirurgião plástico. Nalguns casos, a amputação e os membros artificiais podem ser a melhor opção. Antes de enuclear um olho obviamente pequeno e deformado, é necessária uma avaliação visual cuidadosa, uma vez que a acuidade visual pode ser surpreendentemente boa. Os cuidados dentários são importantes e a informação sobre cáries é essencial. Embora o atraso no desenvolvimento seja mais provável em crianças mais gravemente afectadas, a sua extensão não pode ser prevista com precisão e é independente de outras caraterísticas da FDH. [53]

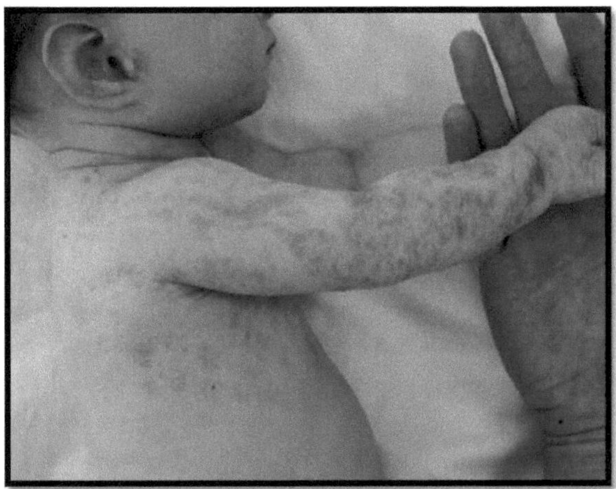

Fig. 10. Atrofia cutânea, pigmentação flácida e telangiectasia

SÍNDROMA DE GARDNER

Mansoor Madani et al (2007) descobriram que a síndrome de Gardner é uma variante da adenomatose-polipose familiar que afecta uma em cada 8300 pessoas e um em cada 7500 nascimentos nos Estados Unidos.[58]

CARACTERÍSTICAS

Mansoor Madani et al. 2007 verificaram que os doentes com lesões periampulares podem apresentar dor abdominal, vómitos, hemorragia e obstrução do estômago ou das vias biliares, manifestando-se como iterícia. Os pólipos duodenais em pessoas com síndrome de Gardner também têm sido associados a pancreatite devido à obstrução da ampola de Vater pelos pólipos. Os pólipos intestinais aparecem geralmente no início ou a meio da adolescência. Os pólipos do fundo gástrico ocorrem em cerca de 90% das pessoas afectadas. A maioria destas lesões são hiperplásicas e têm um potencial nomalgico. Observou-se que os pólipos adenomatosos evoluíram para cancro do estômago, mas estes são extremamente raros.[58]

O Lyra V de 2012 refere que um pólipo adenomatoso é "uma área em que as células normais que revestem o interior do cólon começam a produzir muco e a formar uma massa no interior do trato intestinal". Tumores benignos, incluindo: quistos sebáceos quistos epidermóides fibromas tumores desmóides osteomas.[59]

TRATAMENTOS FACIAIS

Rayne et al. 1968 mencionaram que a face pode mudar se os osteomas estiverem presentes na região do maxilar superior e inferior.[60]

EVENTOS ORAIS

Mansoor Madani et al. 2007 descobriram que cerca de 70% de todos os indivíduos afectados tinham anomalias dentárias. Estas anomalias incluem dentes impactados ou não irrompidos, dentes congenitamente ausentes, dentes supranumerários, hipercementose, quistos dentígeros, raízes fundidas dos primeiros e segundos molares, raízes longas e afiladas dos molares e cáries múltiplas.[58]

Abdulkadir Burak Cankaya et al (2012) acrescentaram que os osteotomas são normalmente encontrados nos seios nasais e no maxilar inferior, crescem lentamente e variam de um ligeiro espessamento a uma grande massa. Os osteomas afectam principalmente a mandíbula e o maxilar superior, mas também podem afetar o crânio e os ossos longos. Para além desta hipercementose, também podem ser observados múltiplos dentes supranumerários não perfurados e odontomas compostos. Os osteomas são descobertos principalmente através de radiografias panorâmicas de rotina. Raramente se observa dor e a doença é maioritariamente assintomática, mas as lesões podem causar assimetria facial devido à sua extensão. Para além da palpação clínica, a radiografia panorâmica dentária é um meio eficaz de detetar osteomas múltiplos da mandíbula, caraterísticos da síndrome de Gardner.[61]

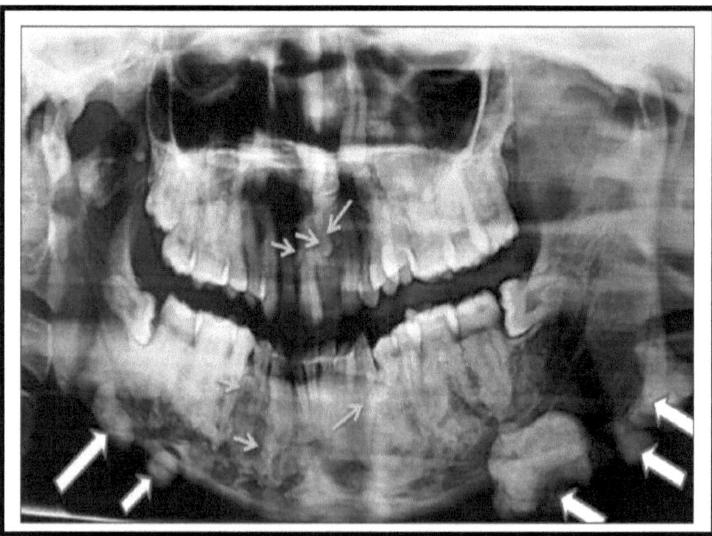

Fig. 11. Osteomas difusos múltiplos da mandíbula com dentes supranumerários

INCONTINÊNCIA PIGMENTAR (BLOCH-SULZBERGER) SÍNDROME)

Nina Shotts e Alane H. Emery et al. descreveram **em 1966** que a síndrome de Bloch-Sulzberger é uma doença rara. Manifesta-se à nascença ou pouco depois como eritema e formação de bolhas na pele, deixando cicatrizes pigmentadas com um padrão caraterístico de redemoinho que desaparece gradualmente.[62]

ETIOLOGIA

Nikolaos G. Stavrianeas & Michael E. Kakepis referiram em 2004 que a síndrome tem uma origem genética. Cerca de 50% dos casos de incontinência pegmenti têm uma história familiar positiva. Deve ser uma hereditariedade dominante ligada ao X, que é geralmente fatal nos homens.[63]

CARACTERÍSTICAS

Em 2000, M. D. Wahiduzzaman relatou o caso de uma menina recém-nascida que apresentava vesículas eritematosas sobre um fundo vermelho em ambos os membros superiores e inferiores, distribuídas linearmente e bilateralmente.[64]

CARACTERÍSTICAS CLÍNICAS

S. J. Landy e D. Donnai, em 1993, descobriram que a incidência da distrofia ungueal pode atingir os 40%, mas é geralmente ligeira. O grau de envolvimento é variável, indo desde uma ligeira vermelhidão ou covinhas até à onicogrifose e a graves perturbações das unhas, não muito diferentes da onicomicose.[65]

Xiuli Li et al. relataram o caso de um bebé do sexo feminino com 19 dias de idade **em 2013.** De acordo com os pais, o bebé desenvolveu convulsões parciais nos braços, pernas e face. Cada convulsão durava entre um e dois minutos. A menina também apresentava erupções vesiculares eritematosas nos membros superiores e inferiores.[66]

DECLARAÇÃO ORAL

S. J. Landy e D. Donnai (1993) acrescentaram que tanto a dentição decídua como a permanente podem ser afectadas, e as caraterísticas típicas incluem hipodontia, atraso na erupção, impactação e malformação das coroas, particularmente formas cónicas e cúspides acessórias. As deformidades assimétricas da mandíbula são geralmente observadas no ângulo e no ramo. Alguns doentes também apresentavam um mau posicionamento dentário grave.[65]

<u>TRATAMENTO</u>

Nikolaos G. Stavrianeas & Michael E. Kakepis mencionaram **em 2004** que as lesões inflamatórias, especialmente se desnudadas, devem ser tratadas com os cuidados habituais para evitar infecções secundárias. No que diz respeito aos dentes, deve ser efectuado um novo exame de raios X e um procedimento dentário aos 2 anos de idade.[63]

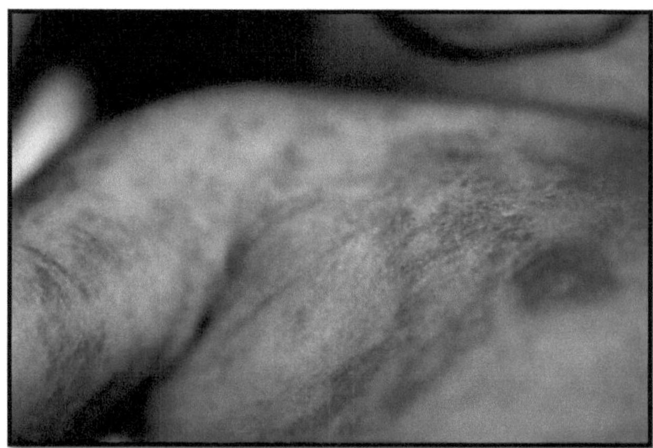

Fig. 12(a). Lesões eritematosas na pele

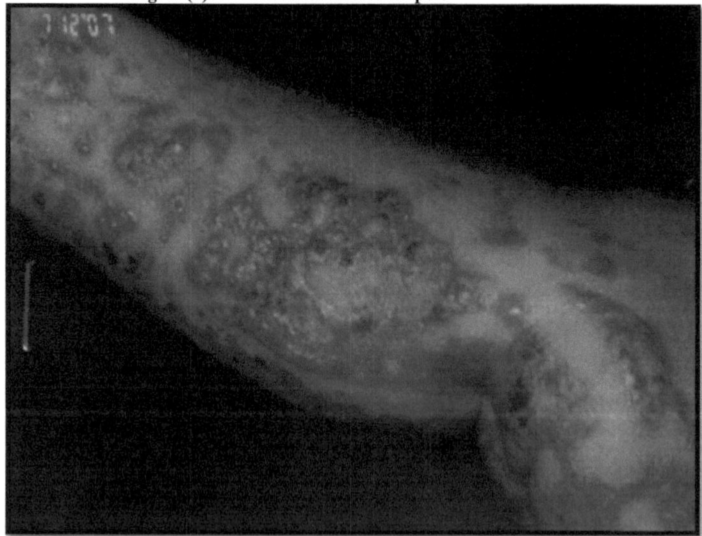

Figura 12 (b). Lesões vesiculobolhosas das extremidades na incontinência pigmentar

<u>SÍNDROME DE KLINEFELTER</u>

Smyth C M, Bremner W J 1998 descobriram que a doença de Klinefelter é a anomalia cromossómica sexual mais comum. Os homens afectados são portadores de um cromossoma X extra, o que resulta em hipogonadismo masculino, deficiência de androgénios e espermatogénese deficiente. Alguns doentes podem apresentar todos os sinais clássicos da doença, incluindo ginecomastia, testículos pequenos, pêlos corporais esparsos, grande estatura e infertilidade, enquanto noutros muitas destas caraterísticas estão ausentes devido à grande variabilidade da expressão clínica.[67]

Bojesen A, Juul S & Gravholt C H 2003, A síndrome de Klinefelter (SK) é uma síndrome cromossómica sexual em indivíduos do sexo masculino com um cromossoma X extra (47,XXY), mas também podem estar presentes cromossomas X extra (48 ou mais cromossomas), bem como mosaicismo (47,XXY/46,XY).[68]

CARACTERÍSTICAS

Smyth C M, Bremner W J 1998: Trata-se de uma doença comum que afecta 1 em cada 500 doentes do sexo masculino, resultando em insuficiência testicular, deficiência de androgénios e espermatogénese deficiente.[67]

MANIFESTAÇÕES CLÍNICAS

Morris J. K. et al. realizaram um estudo **em 2008** e concluíram que não havia diagnóstico pré-natal e, portanto, não havia interrupção selectiva das anomalias cromossómicas durante a série neonatal precoce.[69]

Pacenza N et al 2012, a síndrome de Klinefelter é a anomalia cromossómica mais comum nos homens, com uma prevalência estimada de 1 em 600 nados vivos do sexo masculino. No entanto, a doença é geralmente subdiagnosticada, com uma estimativa de 25% dos pacientes esperados diagnosticados pela primeira vez e apenas uma minoria diagnosticada na infância. Isto pode dever-se ao facto de a síndrome de Klinefelter ter sido originalmente um diagnóstico clínico para homens adultos, classicamente descritos como altos, com ginecomastia, testículos pequenos, azoospermia, pêlos corporais esparsos, ombros estreitos e ancas largas. Os homens XXY que não apresentam estas caraterísticas típicas são susceptíveis de serem ignorados, tal como quase 90% dos doentes pré-púberes, nos quais o diagnóstico de hipogonadismo não é normalmente feito até à puberdade.[70]

DECLARAÇÃO ORAL

Smyth C M, Bremner W J 1998, Taurodontism, uma doença rara dos dentes que afecta a população em geral, consiste num aumento do tamanho da polpa dentária com um afinamento da superfície dos dentes; embora os dentes sejam funcionais, tendem a deteriorar-se precocemente. Esta doença ocorre em mais de 40% dos doentes com síndrome de Klinefelter e é mais acentuada quanto maior for o número de cromossomas X extra.[67]

TRATAMENTO

Nieschlag E 2013, adultos com síndroma de Klinefelter, a substituição de testosterona deve ser utilizada de forma liberal, uma vez que se pensa geralmente que melhora a qualidade de vida e previne efeitos a longo prazo. A deficiência de testosterona só deve ser tratada com testosterona natural em preparações que induzam níveis séricos fisiológicos. As preferências do doente devem ser tidas em conta aquando da escolha do medicamento. No entanto, nos doentes cuja produção endógena ainda é relativamente elevada, deve ser dada preferência a medicamentos de baixa dosagem e de ação curta, eventualmente administrados em intervalos mais longos.[71]

Groth K A et al 2013, Deve ser dada maior ênfase ao aumento da taxa de diagnóstico e às evidências sobre o momento e a dose do tratamento com testosterona. O tratamento da síndrome de Klinefelter deve ser uma tarefa multidisciplinar que envolva pediatras, terapeutas da fala e da linguagem, médicos de clínica geral, psicólogos, especialistas em infertilidade, urologistas e endocrinologistas.

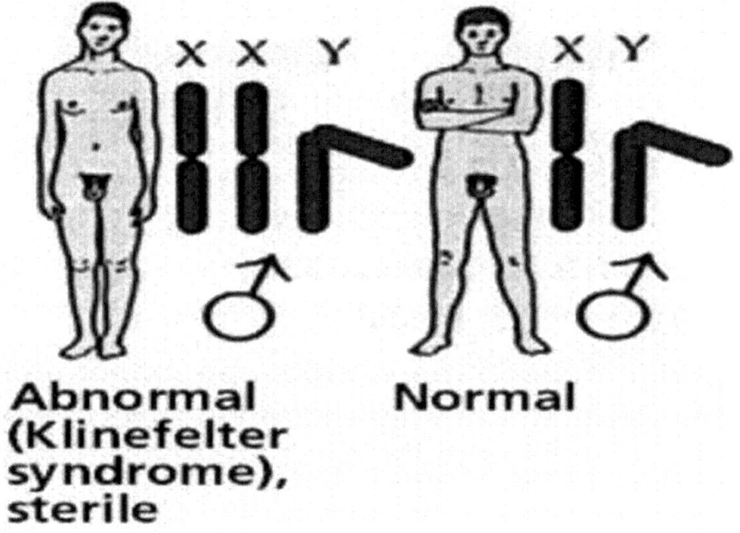

Fig.13. Anomalia cromossómica

SÍNDROME DE ARFAN

Umamahesh R e Bernard M Karnath 2006 mencionaram que a síndrome de Marfan é a doença hereditária mais comum do tecido conjuntivo, com uma incidência registada de 1 por cada 10.000 pessoas e uma distribuição igual entre os sexos.[73]

Nikhita Bolar et al (2012) descobriram que a síndrome de Marfan sempre foi considerada uma doença causada pela deficiência de uma proteína estrutural da matriz extracelular, a fibrilina-1. A doença é caracterizada principalmente por manifestações esqueléticas (hipertrofia), oculares (deslocamento do cristalino ou ectopia lentis) e cardiovasculares (aneurisma/dissecção da aorta e insuficiência da válvula mitral/aórtica).[74]

CARACTERÍSTICAS

Achint Utrejaa e Carla A Evans 2009 referem que outras caraterísticas típicas incluem uma curvatura anormal da coluna vertebral (escoliose), um esterno colapsado (pectus excavatum) ou saliente (pectus carinatum) e uma mobilidade articular anormal. As manifestações cardiovasculares incluem dissecção da aorta ascendente, regurgitação aórtica e ectasia dural.[75]

Svend R. H. et al. 2010 sugeriram que os sintomas comuns da síndrome de Marfan envolvem o esqueleto e o sistema conjuntivo, incluindo a aorta ascendente, dissecção da aorta ascendente, herança autossómica dominante, estrias, hérnia, pneumotórax espontâneo, laxidez articular.[76]

TRATAMENTOS FACIAIS

De acordo com Shafer's, o rosto é tipicamente longo e estreito.[32]

EVENTOS ORAIS

Lynas M. A. relatou **em 1958** que um palato muito abobadado, um tubérculo bífido e múltiplos quistos odontogénicos foram observados no maxilar superior. Ocasionalmente, observa-se também disartrose temporomandibular.[77]

TRATAMENTO

Achint Utrejaa e Carla A Evans em 2009, os doentes com síndrome de Marfan podem submeter-se a tratamento ortodôntico da mesma forma que os seus concidadãos saudáveis. A cirurgia pode ser efectuada em doentes com síndrome de Marfan, desde que sejam tomadas as devidas precauções.[75]

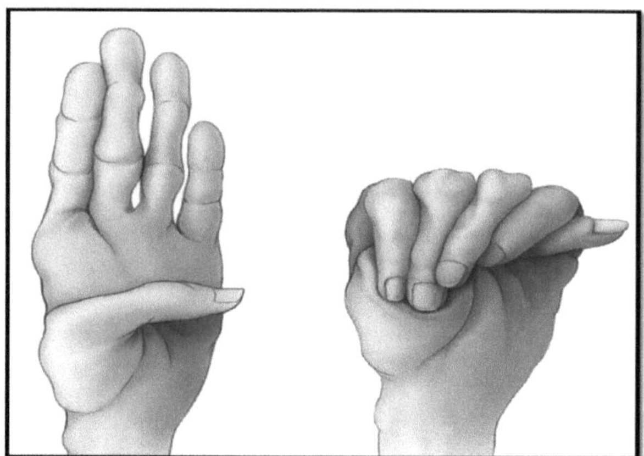

Fig.14. Dedos desproporcionadamente longos e finos

OSTEOGÉNESE IMPERFEITA

Dragon Primac et al. 2002 referem que a osteogénese imperfeita ou doença dos ossos de vidro é uma doença hereditária caracterizada por um aumento da fragilidade óssea. Existem geralmente quatro tipos diferentes da doença, que variam de ligeira (tipo I) a fatal (tipo II). Os tipos III e IV são as formas graves que sobrevivem ao período neonatal. Na maioria dos casos, há uma redução na produção de colagénio tipo I normal ou a síntese de colagénio anormal como resultado de mutações nos genes do colagénio tipo I. Na maioria dos casos, a produção de colagénio normal de tipo I é reduzida.[78]

CARACTERÍSTICAS

P. J. Roughley et al. 2003 descobriram que os ossos quebradiços tinham levado à adoção do nome trivial "doença dos ossos de vidro".[79]

Francis G. 2007 constatou que a osteogénese imperfeita é muito variável, desde uma forma benigna sem deformidades, com estatura normal e poucas fracturas, até uma forma que é fatal durante o período perinatal.[80]

Carmem Lia Martins Moreira et al. 2011 relataram que as manifestações clínicas incluem fraturas recorrentes com deformidades secundárias, fraqueza muscular, frouxidão ligamentar, dentinogenesis imperfecta, dor óssea e perda auditiva precoce.[81]

Katarina Lindahl et al. 2014 também salientaram que a maioria dos doentes tem uma baixa densidade mineral óssea que, em certa medida, está negativamente correlacionada com a gravidade clínica. Em geral, a elevada frequência de fracturas observada em crianças com osteogénese imperfeita diminui após a puberdade.[82]

Mateus Betanho Campana et al. 2014 mencionaram que a esclerótica azul ou acinzentada é a mais [83] sinal comum.

TRATAMENTOS FACIAIS

Joseph Pillionet al 2011 relataram que a perda auditiva é uma caraterística clínica importante em muitos pacientes com OI. Inquéritos nacionais sobre a perda auditiva na OI revelaram taxas de prevalência que variam entre 46% e 57,9%.[84]

EVENTOS ORAIS

Francis G. descobriu **em 2007** que a dentinogénese imperfeita, caracterizada por dentes transparentes, descolorados e frágeis que se partem facilmente, está presente em cerca de 50% das pessoas com osteogénese imperfeita, sobretudo nas formas mais graves. As anomalias dentárias aparecem geralmente aquando da erupção do primeiro dente.[80]

Mateus Betanho Campana et al. 2014 verificaram que a dentinogénese imperfeita também foi detectada.[83]

TRATAMENTO

Francis G. (2007) salientou que não existe cura para a OI. O tratamento centra-se na minimização das fracturas, na correção cirúrgica das deformidades, na redução da fragilidade óssea através do aumento da densidade óssea, na minimização da dor e na maximização da mobilidade e da função independente.[80]

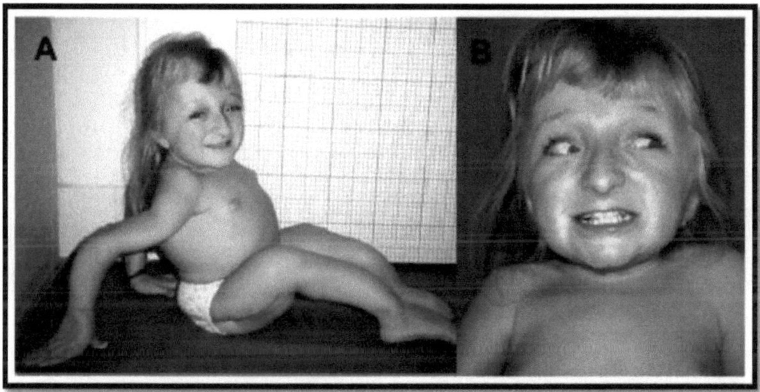

Fig.15. A) LIGAÇÃO DO TUBO DA AURÍCULA COM ENCURTAMENTO DO CANARD. B) ESCLERÓTICA AZUL PÁLIDA.

PAQUIONÍQUIA CONGÉNITA

Leachman S 2005 explicou que se trata de uma genodermatose rara que afecta as unhas e outros tecidos ectodérmicos e que se caracteriza principalmente por um espessamento grosseiro de todas as unhas das mãos e dos pés. É uma doença geneticamente heterogénea, com dois síndromes agrupados sob um único termo. É herdada de forma autossómica dominante.[85]

CARACTERÍSTICAS

Marzia Caproni e Fabri P 2008 constataram que a distrofia ungueal surge geralmente no primeiro ou segundo ano de vida, seguida de espessamento de áreas circunscritas das palmas das mãos e das plantas dos pés. As doenças associadas incluem rouquidão e espessamento da comissura posterior da laringe, sendo o esteatocistoma múltiplo o mais comum, mas as cataratas, as lesões laríngeas, a rouquidão e o atraso mental coexistem frequentemente. A lesão da laringe pode ser uma complicação potencialmente fatal.[86]

DECLARAÇÃO ORAL

Marzia Caproni e Fabri P 2008 constataram igualmente que os dentes congénitos não têm geralmente uma estrutura normal e caem no prazo de um ano, ao passo que os dentes neonatais, que aparecem pouco depois do nascimento, parecem normais e caem por volta dos 5 anos de idade.[86]

TRATAMENTO

Ganesh S., M. L. Kulkarni & K. R. Shetty referem que as unhas devem ser aparadas corretamente quando é necessário remover a placa e a matriz ungueal. A formação de hiperqueratoses pode ser promovida pela utilização de ácido salicílico ou pomadas à base de ureia. Os enxertos de pele em casos de hiperqueratose plantar dolorosa e a dermoabrasão, seguidos da aplicação de ácido retinóico a 0,1% durante seis semanas, revelaram-se úteis.[3]

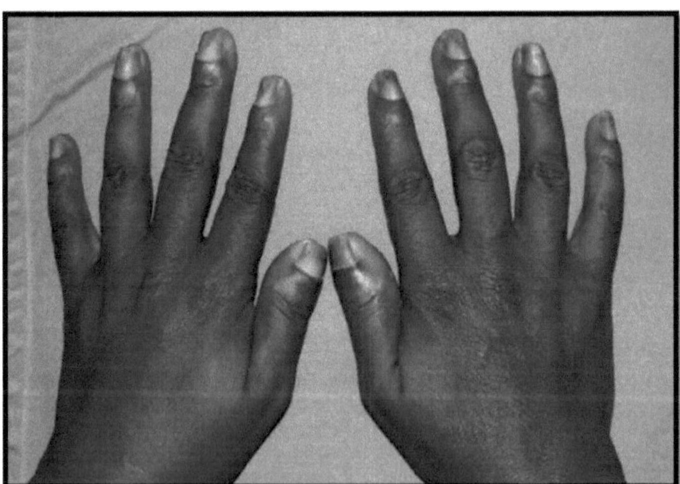

Fig.16 Unhas distróficas na Paquioníquia congénita

SÍNDROME DE PEUTZ-JEGHERS

Hyo Seong Choi et al. 1999 identificaram-na como uma doença hereditária autossómica dominante caracterizada por pólipos hamartomatosos no intestino delgado e na mucosa 87 pigmentação.

CARACTERÍSTICAS

E. F. Georgescu et al. 2008 referem que os doentes são geralmente diagnosticados na segunda ou terceira década de vida e os sintomas comuns incluem dor abdominal, hemorragia rectal, anemia, intussusceção do intestino delgado, obstrução intestinal e prolapso do pólipo rectal. Os sintomas abdominais surgem geralmente numa fase precoce da vida, sendo que mais de 50% dos doentes apresentam sintomas antes dos 20 anos de idade. Macroscopicamente, os pólipos não apresentam caraterísticas particulares, embora por vezes possam desenvolver longos pedúnculos que podem levar à invaginação intestinal. Microscopicamente, há uma extensa proliferação de músculo liso com um padrão alongado e ramificado de formação de pólipos.[88]

Em 2012, Ghulam Nabi referiu que a síndrome de Peutz-Jeghers pode causar diarreia (não devida a dieta ou gripe), obstipação, dores abdominais espasmódicas e/ou inchaço, perda de peso, falta de energia, anemia (contagem baixa de glóbulos vermelhos), náuseas e puberdade precoce. Ocasionalmente, os homens também desenvolvem tecido mamário excessivo.[89]

TRATAMENTOS FACIAIS

A. D. Beggs et al (2009) descobriram que as lesões aparecem geralmente em bebés e localizam-se à volta da boca, narinas, zona perianal, dedos das mãos e dos pés e superfícies dorsal e palmar das mãos e dos pés. Podem diminuir após a puberdade, mas geralmente persistem nas membranas mucosas das bochechas.[90]

DECLARAÇÃO ORAL

Hyo Seong Choi et al. 1999 mencionaram que a pigmentação caraterística é visível na membrana mucosa das bochechas, língua e lábios.[87]

E. F. Georgescu et al. 2008 também mencionaram que a pigmentação oral é geralmente permanente, mas que as máculas nos lábios e na pele podem desaparecer após a puberdade.[89]

TRATAMENTO

E. F. Georgescu et al. 2008 afirmam que o tratamento depende do grau de gravidade. No caso de intussusceção ou obstrução intestinal, a cirurgia é necessária na maioria dos casos. Em doentes com dor abdominal ou hemorragia gastrointestinal, os pólipos podem ser detectados por radiografia, endoscopia ou mesmo colonografia virtual e podem ser removidos por via endoscópica ou por enterotomia, dependendo do seu tamanho.[88]

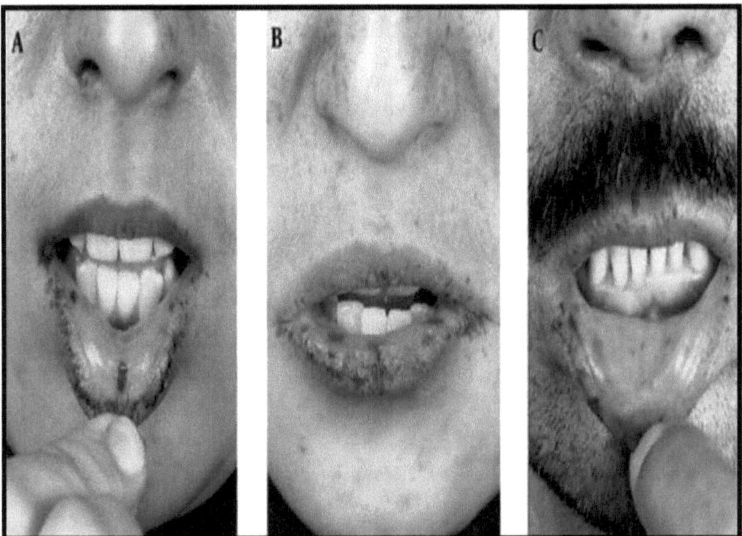

Fig.17. Pigmentação da pele na zona perioral acima do limite superior do estanho

SÍNDROME DE RUBINSTEIN-TAYBI

Susan Wiley et al 2003, a síndrome de Rubinstein-Taybi tem condições médicas específicas que são mais comuns do que na população em geral.[91]

Raoul Cm Hennekam 2006, a síndrome de Rubinstein-Taybi é uma síndrome bem definida de anomalias congénitas múltiplas e atraso mental, caracterizada por atraso de crescimento pós-natal, microcefalia, caraterísticas faciais específicas, polegares e dedos dos pés grandes e [92] atrasos mentais.

CARACTERÍSTICAS

Mariana C. Morales - Chavez 2010, estudo era uma rapariga venezuelana de 13 anos, a terceira filha de um casal consanguíneo distante. As suas duas irmãs mais velhas não apresentavam sinais de anomalias dentárias.[93]

TS Roberts et al. 2014 relataram o caso de uma menina branca nascida em 1985. A mãe relatou uma gravidez sem intercorrências, seguida de uma cesariana de emergência devido a sofrimento fetal. Os seus pais não consanguíneos e o seu irmão mais velho não estavam envolvidos.[94]

CARACTERÍSTICAS CLÍNICAS

Susan Wiley et al. 2003: A síndrome de Rubinstein-Taybi tem caraterísticas que podem incluir o seguinte fendas palpebrais oblíquas para baixo em direção às orelhas, hipertelorismo evidente, pestanas longas, sobrancelhas levantadas, nariz proeminente com columela abaixo das alae nasi, orelhas mal posicionadas com espirais displásicas, sorriso carrancudo, palato levantado, maxilar superior hipoplásico, polegares e dedos dos pés grandes (falanges terminais grandes e curtas dos polegares e alucinações com ou sem deformidade angular), almofadas digitais fetais persistentes, bem como atraso de crescimento pós-natal e um perímetro cefálico inferior ao percentil 50. As radiografias das mãos e dos pés com polegares achatados podem ser úteis na identificação de achados radiológicos, que podem incluir: falanges proximais do polegar em forma de delta, pequeno orifício ou entalhe distal na falange distal que é curto e largo, angulação das falanges distais, duplicação das falanges proximais e/ou distais dos dedos grandes dos pés e deformidade angular do hálux.[91]

Donatella Milani 2015, a síndrome de Rubinstein-Taybi caracteriza-se por um desenvolvimento lento da altura e do peso, microcefalia, caraterísticas faciais dismórficas, polegares e dedos dos pés grandes. O desenvolvimento pré-natal é normal, com parâmetros de crescimento médios ou quase normais à nascença. Os traços faciais caracterizam-se principalmente por uma linha de cabelo frontal baixa, sobrancelhas salientes/espessas, fendas palpebrais inclinadas para baixo, um nariz em bico proeminente com columela abaixo das alae nasi, orelhas displásicas e de inserção baixa, um palato abobadado, micrognatia ligeira, anomalias dentárias (forma alterada, má oclusão e dentes apinhados) e um sorriso atípico ("careta") com os olhos quase totalmente fechados. Os pés e as mãos apresentam tipicamente um primeiro dedo aumentado e clinodactilia do quinto dedo, enquanto a polidactilia com um polegar bífido e os primeiros dedos dos pés é raramente observada. Outras anomalias esqueléticas incluem polegares afundados, anomalias vertebrais, ligamentos frouxos, inflamação asséptica grave e prolongada da cabeça do fémur, anomalias semelhantes à doença de Perthes (3%) e, ocasionalmente, uma epífise deslocada da cabeça do fémur. Em particular, foi assinalado um risco elevado de anomalias da coluna cervical (instabilidade de C1-C2, osso odontoide, hipoplasia das fossas, fusão de vértebras cervicais), com possível estenose na junção craniovertebral, que pode levar a mielopatia cervical.[95]

DECLARAÇÃO ORAL

Em 2010, Mariana Caroline Morales-Chavez descobriu que 62% dos pacientes com síndrome de Rubinstein-Taybi tinham uma abertura bucal limitada, um palato estreito, mau posicionamento dentário, gengivite, cáries e mau posicionamento dentário.[93]

TRATAMENTO

Raoul Cm Hennekam em 2006, o diagnóstico precoce da síndrome de Rubinstein-Taybi é essencial, tanto para uma informação adequada como para o tratamento de problemas médicos.[92]

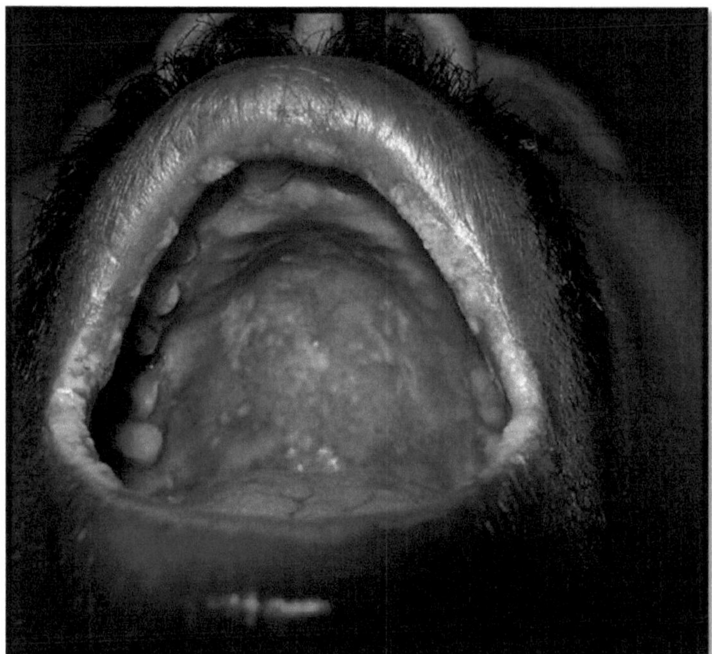

Fig.18. Abertura bucal reduzida com palato eritematoso

ESCLEROSE TUBEROSA

Paolo Curatolo et al. 2002 explicaram que se trata de uma doença multissistémica autossómica dominante caracterizada pelo desenvolvimento generalizado de hamartomas ou de lesões ou hamartomas que não crescem.[96]

Deepa Manohara 2011 explicou que o complexo de esclerose tuberosa é uma doença genética que afecta vários sistemas do corpo e pode manifestar-se de diferentes formas em pacientes pediátricos. Esta doença hereditária pode provocar convulsões, défices cognitivos e comportamentais, lesões cutâneas e tumores benignos (hamartomas) nos rins, 97
os sistemas cardíaco e nervoso central.

Cheng T S et al. 2012 estabeleceram que o complexo de esclerose tuberosa (TSC), também conhecido como doença de Bourneville, é uma síndrome neurocutânea autossómica dominante. Caracteriza-se por manifestações neuropsicológicas como convulsões, autismo e deficiências cognitivas, bem como pela formação de hamartomas em várias partes do corpo, por exemplo, angiofibromas na face, que podem desfigurar os doentes e causar-lhes muito sofrimento.

CARACTERÍSTICAS

Paolo Curatolo et al (2002) estabeleceram que um doente deve apresentar dois dos critérios principais ou um critério principal e dois critérios secundários para que o diagnóstico de complexo de esclerose

tuberosa seja efectuado de forma definitiva. Se um doente apresentar um critério principal e um critério secundário, é diagnosticado como tendo complexo de esclerose tuberosa provável, e um doente é diagnosticado como tendo complexo de esclerose tuberosa possível se apresentar um critério principal ou [96] critérios secundários.
dois ou mais critérios menores.

Francis D. Mario et al (2015) mencionaram que estes indivíduos tendiam a ter mais manchas hipomelanísticas e dificuldades de aprendizagem, com sinais neurológicos e oftalmológicos, quistos renais e miomas mais comuns nos homens.[99]

TRATAMENTOS FACIAIS

Bernard L. referiu **em 2004** que os angiofibromas faciais são hamartomas cutâneos e não estão relacionados com excesso de sebo ou acne. Com o tempo, os angiofibromas faciais tornam-se cada vez mais eritematosos e nodulares e, por vezes, apresentam uma superfície sensível que pode sangrar facilmente. Os angiofibromas faciais são normalmente notados pela primeira vez na infância, quando aparecem entre os 2 e os 5 anos de idade, e podem prolongar-se até à puberdade e adolescência. Se não forem tratados, podem tornar-se graves e desfigurantes. Setenta e cinco a noventa por cento das pessoas com CST desenvolvem angiofibromas faciais durante a sua vida. Outras lesões cutâneas consistem em máculas hipomelanóticas.[100]

EVENTOS ORAIS

Deepa Manohara descobriu **em 2011** que um dos sintomas orais da esclerose tuberosa é a formação de buracos no esmalte dos dentes, que pode ser difícil de avaliar em crianças sem dentes permanentes. Outra manifestação oral da esclerose tuberosa é o fibroma gengival ou pequenos nódulos que aparecem nas gengivas, particularmente no maxilar superior. Os fármacos anti-epilépticos, como a fenitoína, podem causar um aumento dos miomas gengivais. Outros sintomas orais podem incluir hiperplasia fibrosa, hemangioma, supositório bífido e fenda palatina.[97]

TRATAMENTO

Ganesh Pai, M L Kulkarni & K R Shetty, referiram que não existe um tratamento específico. A cirurgia cosmética pode ser indicada para adenomas faciais, manchas sebáceas ou grandes manchas desgrenhadas.[3]

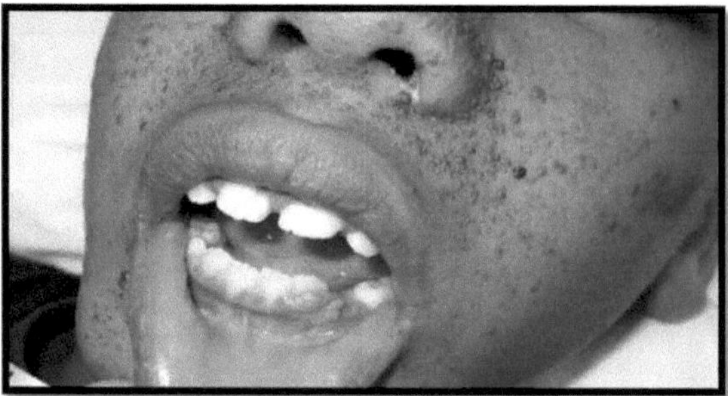

Fig.19. Fibroma gengival na esclerose tuberosa.

SÍNDROME DE TURNER

Virgenia P. Sybert & Elizabeth McCauley 2004 descobriram que a síndrome de Turner, uma doença nas mulheres caracterizada pela ausência de todo ou parte do segundo cromossoma sexual normal, resulta numa constelação de achados físicos que incluem frequentemente linfedema congénito, baixa estatura e disgenesia gonadal.[101]

Sudarshan R 2012 referiu que a síndrome de Turner é uma doença genética que afecta principalmente as mulheres. As mulheres afectadas têm caraterísticas como a baixa estatura, a falência prematura dos ovários e várias outras caraterísticas.[102]

CARACTERÍSTICAS

Sudarshan R 2012, apresentou que ocorre em um em cada 2500 a 3000 nascimentos do sexo feminino e está associada a uma vasta gama de possíveis anomalias, a maioria das quais se pensa ser causada por uma haploinsuficiência de genes normalmente expressos por ambos os cromossomas X.[102]

CARACTERÍSTICAS CLÍNICAS

Sudarshan R 2012, A tensão arterial elevada está generalizada e deve ser tratada de forma agressiva, uma vez que contribui para o risco de dissecção da aorta. As complicações cardiovasculares são a principal causa de morte prematura na síndrome de Turner.[102]

EVENTOS ORAIS

Daniel F. Gunther & Virginia P. Sybert relataram **em 2006** que várias anormalidades no desenvolvimento e morfologia dos dentes foram descritas na síndrome de Turner, incluindo tamanho reduzido dos dentes, afinamento do esmalte e redução da dentina, cujo significado clínico é desconhecido. As raparigas com síndrome de Turner têm um maior risco de reabsorção radicular, o que pode levar à perda de dentes, particularmente durante o tratamento ortodôntico. Além disso, muitas vezes há micrognatia, que pode levar ao apinhamento dos dentes inferiores. O palato estreito e abobadado que é comum nas raparigas com síndrome de Turner também contribui para o mau posicionamento dos dentes.

TRATAMENTO

Sudarshan R 2012, referiu que a síndrome de Turner é uma doença que dura toda a vida. A terapia de substituição da hormona de crescimento humana recombinante com estrogénio e o apoio psicossocial são as modalidades de tratamento.[102]

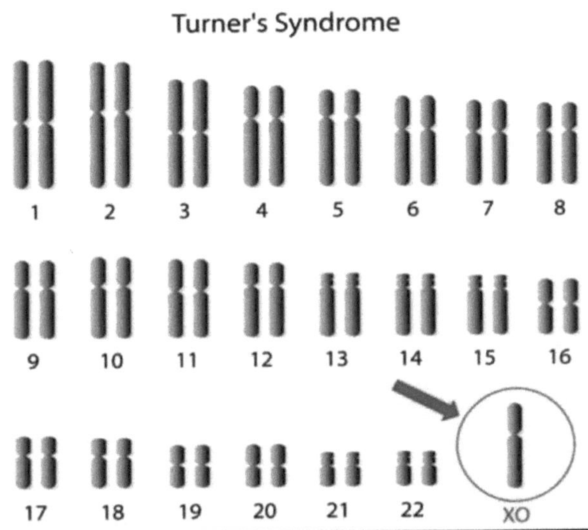

Fig.20. Indica a ausência de um cromossoma

SÍNDROME DE VAN DER WOUDE

Shamimul Hasan 2011, A síndrome de Van der Woude (VWS) é uma doença rara, autossómica dominante, causada por deleções na banda cromossómica 1q32-q41 e caracterizada por fenda labial ou palatina, covinhas pronunciadas nos lábios inferiores ou em ambos.[104]

CARACTERÍSTICAS

Um estudo retrospetivo conduzido **por K Lam em 2012 foi realizado** na Australian Craniofacial Unit (ACFU) em Adelaide em 22 pacientes diagnosticados com a síndrome de Van der Woude. Três famílias alargadas com membros afectados foram incluídas no grupo de estudo.[105]

Reddy R S 2012, apresentou o caso de um paciente do sexo masculino de 19 anos de idade que se queixava de falta de dentes na região anterior superior. O seu historial médico era normal, exceto uma cirurgia aos 4 anos de idade para corrigir uma anomalia labial. Não havia relação de sangue entre os pais e ele tinha dois irmãos não afectados. A história familiar era negativa para fenda labial, lábio leporino e outras anomalias congénitas.[106]

CARACTERÍSTICAS CLÍNICAS

Rizos M 2004 verificou que, no embrião de 32 dias, o lábio inferior é constituído por quatro centros de crescimento divididos por um sulco central e dois sulcos laterais. No embrião de 38 dias, os sulcos laterais desaparecem, exceto no caso de um processo mandibular deficiente, o que leva à formação de uma fossa labial.[107]

EVENTOS ORAIS

Shamimul Hasan relatou **em 2011** que as fendas orofaciais, incluindo a fenda labial e a fenda palatina, são um importante defeito estrutural congénito, com uma incidência mundial de aproximadamente 1 em 5001000 nascimentos. Mais de 400 síndromes são causadas por fendas labiais e fendas palatinas. A síndrome de Van der Woude (VWS) é uma das mais comuns, representando cerca de 2% de todos os casos a nível mundial. Imediatamente após o nascimento, as pessoas com VWS apresentam deformações faciais, problemas de alimentação e otites médias frequentes, cujo tratamento requer a intervenção de várias disciplinas.

TRATAMENTO

Shamimul Hasanin 2011 relatou que as fissuras são tratadas como fissuras isoladas de lábio ou palato, com os seios do lábio inferior excisados para corrigir a deformidade e evitar possíveis infecções. As técnicas de eletrocoagulação e a marsupialização dos seios maxilares na cavidade oral foram abandonadas devido às elevadas taxas de complicações e aos maus resultados. A excisão simples dos seios maxilares e das glândulas adjacentes que se abrem para os seios maxilares é o procedimento mais comummente aceite.[104]

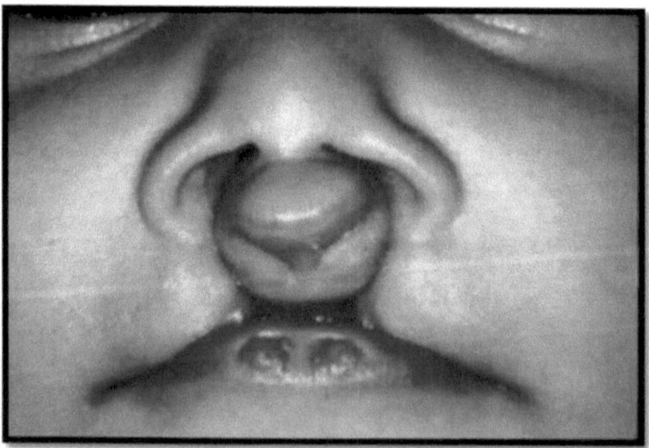

Fig.20(a) Fenda no lábio superior e covinha no lábio inferior

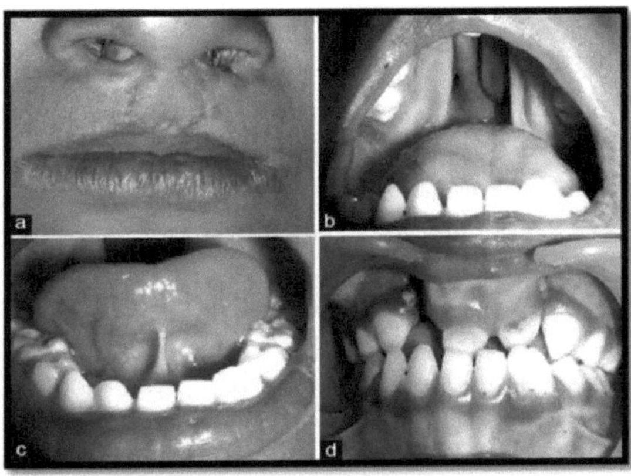

Fig.20.(b) Anquiloglossia e fenda palatina

XERODERMA PIGMENTOSO

Em 2010, L. Feller et al. referiram que o xeroderma pigmentoso ("pele pigmentada seca") (XP) é uma doença hereditária autossómica recessiva caracterizada pela hipersensibilidade da pele, das mucosas e dos olhos aos raios UV, que provoca danos irreparáveis no ADN e subsequentes alterações malignas, bem como degeneração neurológica progressiva em alguns indivíduos.[108]

Alan R. Lehmann et al (2011): O xeroderma pigmentoso (literalmente: pele pigmentada e seca) caracteriza-se por uma sensibilidade extrema à luz solar, que provoca queimaduras solares, alterações na pigmentação da pele e um aumento acentuado da incidência de cancro da pele.[109]

Mallesh M & Purushothama Reddy K 2015, Xeroderma pigmentosum (XP) é uma doença hereditária autossómica recessiva rara caracterizada por uma falha na reparação da excisão de nucleótidos do ADN (NER) após danos solares provocados pela luz ultravioleta B (UVB) (espetro de 280-320 nm) e designada por pele pigmentada seca.[110]

CARACTERÍSTICAS

Zeynep Basak Oktem et al (2012) apresentaram o caso de uma menina de 2,5 anos de idade diagnosticada com xeroderma pigmentosum, que tinha sido trazida à clínica pelos pais devido a dor dentária, problemas de alimentação e lábio leporino. Os sintomas do XP foram observados pela primeira vez na paciente aos 6 meses de idade e incluíam uma reação anormal à exposição solar, manifestada por bolhas semelhantes a queimaduras solares. A doença foi diagnosticada ao longo de um ano e meio. Desde o diagnóstico de xeroderma pigmentosum, a doente tem usado vestuário especial, óculos de sol e luvas para se proteger da luz solar.[111]

CARACTERÍSTICAS CLÍNICAS

L. Feller et al. referiram **em 2010** que a leucoplasia, a eritroplasia e o CEC da ponta da língua, a queilite actínica e o CEC dos lábios estão associados ao xeroderma pigmentoso. Presume-se que as lesões pré-cancerosas e cancerosas da ponta da língua, que raramente são afectadas na população normal, são desencadeadas pelos raios UV.[108]

EVENTOS ORAIS

Alan R. Lehmann et al. 2011, os doentes com xeroderma pigmentosum têm também uma incidência muito maior de cancros da cavidade oral, em particular de carcinomas de células escamosas na ponta da língua, uma área provavelmente exposta ao sol.[109]

TRATAMENTO

Alan R. Lehmann et al. salientaram **em 2011** que, embora não exista cura para o XP, os problemas de pele podem ser consideravelmente reduzidos com uma proteção adequada. No entanto, alguns dos efeitos da exposição solar antes do diagnóstico podem aparecer anos mais tarde, apesar da proteção solar adequada após o diagnóstico. Uma vez que as lesões cutâneas são todas causadas pelos raios UV, uma proteção completa contra os raios UV pode evitar completamente o aparecimento de novas lesões cutâneas. As medidas de proteção incluem[109]

(1) Todas as janelas de casa, do carro e da escola devem ser cobertas com uma película resistente aos raios UV disponível no mercado. As luzes hospitalares, as lâmpadas de halogéneo, as lâmpadas de iodetos metálicos e certas lâmpadas fluorescentes devem ser evitadas ou cobertas.

(2) Se passar o dia ao ar livre, aplique um produto de proteção solar e um bálsamo labial na pele exposta. Devem ser usadas calças compridas, mangas compridas e luvas, bem como uma máscara facial resistente aos raios UV. Se tal não for aceitável para o doente, deve ser usado um chapéu de abas largas ou um capuz e óculos de sol.

(3) O dermatologista deve ser consultado regularmente para eliminar o mais cedo possível as lesões pré-cancerosas.

(4) É aconselhável que os seus olhos sejam examinados regularmente por um oftalmologista.

(5) Uma proteção solar rigorosa pode levar a uma deficiência de vitamina D, pelo que devem ser prescritos suplementos de vitamina D.

(6) Os doentes devem evitar o fumo do cigarro e outras substâncias cancerígenas presentes no ambiente.

(7) Os problemas psicossociais têm de ser abordados: O isolamento social dos jovens da mesma idade na escola e em casa é generalizado; as perspectivas de carreira são frustradas e as medidas cuidadosas de fotoprotecção podem levar à negação.

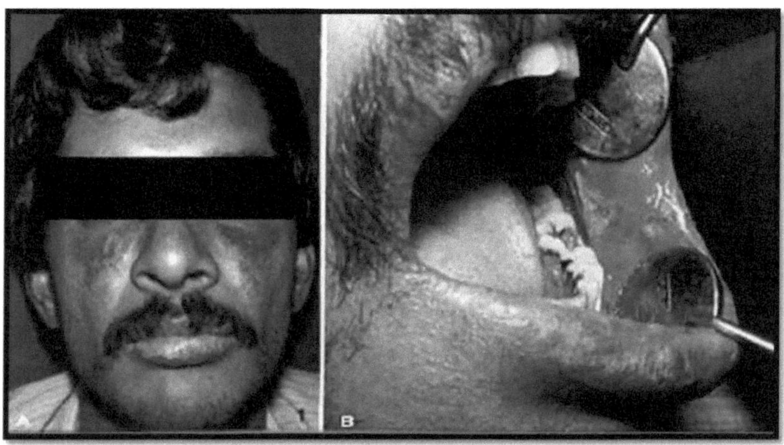

Fig.21. A) Melanoma cutâneo induzido pelo sol. B) Lesão eritematosa da mucosa da bochecha.

Resumo e conclusão

As genodermatoses são doenças hereditárias da estrutura e função da pele. Várias genodermatoses estão associadas a um envolvimento multissistémico e conduzem a um aumento da morbilidade e da mortalidade. O centro de investigação genética centra-se na identificação da base molecular destas terríveis doenças cutâneas de herança recessiva.

Os enigmas genéticos subjacentes a várias genodermatoses comuns estão a ser resolvidos através de estratégias de identificação de genes. Alguns métodos inovadores ainda têm de ser explorados a nível molecular. Estamos a viver numa nova era de patologia "de base molecular". Todos os dias, não só estamos a aprender a compreender os mecanismos genéticos subjacentes às doenças que afligem a humanidade há séculos, como também somos capazes de as diagnosticar com uma precisão cada vez maior.

À medida que aumentam os conhecimentos sobre a identidade e a função dos genes envolvidos nestas doenças hereditárias da pele, muitas delas estão a ser reclassificadas, como foi recentemente o caso da epidermólise bolhosa (EB) e das displasias ectodérmicas. Os critérios de diagnóstico com base molecular devem ajudar a racionalizar os sistemas de classificação arcaicos e por vezes confusos atualmente utilizados. O conhecimento dos defeitos moleculares exactos que estão na origem das doenças cutâneas hereditárias será um passo necessário para o desenvolvimento e a aplicação de abordagens terapêuticas de "medicina personalizada", permitindo a implementação, num futuro próximo, de estratégias que visem genes específicos, vias de sinalização ou mesmo alelos mutados.

As lesões da mucosa oral podem ser tratadas tanto por dermatologistas como por dentistas. Melhorar o conhecimento destas lesões em ambos os campos reforçará e melhorará a abordagem interdisciplinar e multisectorial e conduzirá a uma melhor gestão destes pacientes. Por conseguinte, esta tese ajuda-nos a compreender melhor as lesões da genodermatose oral e a propor os melhores tratamentos para os doentes.

Bibliografia

1. Wadhawan R et al. Manifestação oral de genodermatoses. Revista Internacional de Ciências Médicas e Invenções Clínicas.2016;3(8):2036-2049

2. Babu A.N et al. Genodermatoses. J Pharm Bioall Science.2015; 7(1): S203-206.

3. Pai G.S et al. Capítulo 7: Genodermatoses. ndIn: Valia R.G, Jagavkar C.K. Iadvl Text Book And Atlas Of Dermatology. 2 Edition. 1995, Mumbai. P73-99.

4. Jukic D.M. Genodermatoses: biologia molecular e diagnóstico. Ata Clin Croat. 2003;42(2):129-131

5. Tamhankar P. Molecular diagnosis of genodermatoses in India (Diagnóstico molecular de genodermatoses na Índia). Molecular Cytogenetics,2014; 7(1): I18.

6. Harper J.I, Trembath R.C. Capítulo 12: Genetics and genodermatoses (Genética e genodermatoses). thIn: Burns T et al. Rooks Text Book Of Dermatology. 7 Edition, Volume 1. P12.12.

7. Bhat Y.J et al. Manifestação oral de distúrbios dermatológicos. Pesquisa e Revisões: Jornal de Ciências Médicas e da Saúde, 2014; 3(3): 4-10.

8. Hosler Ga, Murphy Km. Diagnóstico molecular para dermatologia. thEdição de 2014. 2014, Springer. P254.

9. Shotts N, Emery A. H. Síndrome de Bloch-Sulzberger.J.Med.Genet.1966;3;148-153.

10. Maher E.R et al. Síndrome de Beckwith-Wiedemann e tecnologia de reprodução assistida. J Med Genet 2003; 40:62-64.

11. Gicquel C, Rossignol S. Síndrome de Beckwith-Wiedemann 2005. Http://Www.Orpha.Net/Patho/Gb/Uk-Bws05.Pdf .

12. Ravikant K, Somiaoh G, Anusha G, Reddy D.V, Reddy R. Relato de caso da síndrome de Beckwith-Wiedemann. J. Da evolução da medicina e da ciência dentária.2014; 3 (23): 6287-6290.

13. Neville W.B. Oral and Maxillofacial Pathology, segunda edição. 2002. Isbn 07216-9003-3.

14. Thorburn M et al. exomphalos - macroglossia. Americano. Journal of Diseases In Child.1970; 119:316-321.

15. Irwing I . Exomphalos com macroglossia; um estudo de 11 casos. Revue des sciences médicales et dentaires.1967; 2:499-507.

16. Mundlos S. Displasia Cleidocraniana: Genética Clínica e Molecular. J Med Genet. 1999 ; 36:177-182.

17. Tamison J. Cleidocranial Dysplasia.American Journal Of Medical Genetics. 2010;104:1-6.

18. Rizvi S, Raihan H, Rizvi T. Cleidocranial Dysplasia - A case report. Investigação Biomédica 2006; 17 (2): 129-132.

19. Daskalogiannakis J, Piedade L, Lindholm T, Sandor G, Carmichael R. Displasia Cleidocraniana: 2 Gerações de Gestão. Jcda.2006;72(4):337- 342.

20. Ghoms A.G. Manual de medicina oral. 2010. Segunda edição. Isbn 818061431x, 9788180614316.

21. Bowling E.L & Burstein F.D. Síndrome de Crouzon. Optometria.2006;77(5): 217222

22. Silva D.L et al. Síndrome de Crouzon: revisão da literatura. 2008 ; 12(3) : 436-441

23. Padmanabhan V et al. Síndrome de Crouzon: uma revisão da literatura e relato de caso. Medicina dentária clínica contemporânea. 2011 ; 2(3) : 211-214.

24. Menon V et al. Síndrome de Crouzon: relato de caso e revisão da literatura. Jornal Indiano de Relatórios de Casos Médicos. 2014 ; 3(1):17-20

25. Sehgal V.N, Srivastava G. Doença de Darier (Darier-White)/Keratose Folicular. Jornal Internacional de Dermatologia 2005; 44: 184-192.

26. Tang C, Chan M, Lee J, Hariram J. Doença de Darier e esquizofrenia. Arquivo de Psiquiatria da Ásia Oriental.2010;20:190-192

27. Puri N.A. Exame clínico e histopatológico da doença de Darier. Jornal da Associação Paquistanesa de Dermatologistas. 2011; 21 (4): 230-234.

28. Berg D, Bassett A.S. Darier's disease: current understanding of pathogenesis and future role of genetic studies. Int J Dermatol. 1993;32(6):397-400.

29. Manoja K.G et al. Uma apresentação clínica rara da doença de Darier intra-oral. 2011; Artigo Id 181728:1-3,

30. Jain A, Kumar H, Chandanwale S.S, Panicker N.K. Doença de Darier: uma série de 3 relatos de casos. 2014;1(6):290-297

31. Christianson A.L. Down syndrome in sub-Saharan Africa (Síndrome de Down na África Subsariana). Jf Med Genet. 1996 ; 33:89-92

32. th Rajendran R, Sivapathasundram B. Livro de Texto de Patologia Oral de Shaffer. 7 Edição. Elsevier 2012.

33. Asim A et al. Down syndrome: an overview of the disease. Journal of Biomedical Science. 2015 ; 22:41

34. Kumar S e Suthar R. Dyskeratosis congenita. J and K Science. 2013 ; 15(2):1-3.

35. Garda M, Feldstein J. Diagnóstico e tratamento da disqueratose congénita: um estudo de caso. Revisão de imprensa. Jornal de Medicina do Sangue. 2014; 5:157-160.

36. Shiferawa B, Mukka S, Lawrence H, Bekele E, Oleo R. Relato de um caso de uma doença rara: Disqueratose Congénita. Jornal de Medicina do Sangue 201:5 157-167.

37. Hung S.O, Patterson A. Displasia ectodérmica associada a doenças auto-imunes. a doença. British Journal of Ophthalmology. 1984;68 : 367-369

38. Priolo M, Lagana C. Displasia ectodérmica: uma nova abordagem clínica e genética. Classificação. J Med Genet. 2001;38:579-585

39. Visinoni et al. Ectodermal dysplasia: clinical and molecular overview. Jornal Americano de Genética Médica. 2009 ; doi 10.1002/Ajmg.A.32864

40. Prasad R et al. Displasia ectodérmica: tratamento dentário e terapia protética completa. Revista mundial de ciências aplicadas. 2012;20(3):423-428

41. Bhaduria R.S, Sharma A, Prajapat G. Um artigo de revisão sobre displasia ectodérmica. 2014;4(1):39-45

42. Deshmukh S, Prashanth S. Displasia ectodérmica: uma visão geral genética. Revista internacional de odontologia pediátrica. 2012 ; 5(3):197-202

43. Parapia L, Jackson C. Síndrome de Ehlers-Danlos - Uma visão histórica. British Journal Of Haematology.2008;141: 32-35

44. Malfai F, Wenstrup R, Paepe D.I. Aspectos clínicos e genéticos da síndrome de Ehlers-Danlos, tipo clássico. Genetics in Medicine. 2010; 12(10):597-605.

45. Kakadia N, Kanaki N. Journal of chemical and pharmaceutical research. J. Chem. Pharm. 2011, 3(3):98-107.

46. Papae D et al. Síndrome de Ehlers-Danlos. Jornal de Medicina do Sangue. 2012; 3(1):119-122.

47. Letourneau Y, Perusse R, Buithieu H. Manifestações orais da síndrome de Ehlers-Danlos. Can. Dent. Asso. C2001 ; 67:330-334.

48. Wright J.T et al. Hereditary epidermolysis bullosa: Oral manifestations and dental treatment (Epidermólise bolhosa hereditária: manifestações orais e tratamento dentário). Odontopediatria. 1993 ; 15(4):241-248

49. Fine J.D. Hereditary epidermolysis bullosa (epidermólise bolhosa hereditária). Jornal Orphanet de Doenças Raras. 2010 ; 5(12):1-17

50. Chow K.Y. Molecular basis of epidermolysis bullosa. Boletim de Dermatologia e Venereologia de Hong Kong. 2000;8(4):152-160

51. Ludwig R.J. Apresentação clínica, patogénese, diagnóstico e tratamento da epidermólise bolhosa adquirida. Isrn Dermatology. 2013. Artigo Id 812029:1-25

52. Ureles D.S et al. Hipoplasia dérmica focal. Journal of paediatrics. 1986 ; 8(3):239.

53. Temple I.K, Macdowall P, Baraitser M, Atherton D.J. Hipoplasia dérmica focal (síndroma de Goltz). Journal of Med Genet .1990 ; 27 : 180-187.

54. Capetillo S.N, Lombardi M, Escalante D, Hennekam R. Hipoplasia Dérmica Focal sem Hipoplasia Dérmica Focal. Revista americana de genética médica.2014; 2(6);1-4

55. Botero R. Hipoplasia dérmica focal. 2005. Http:// Www.Orpha.Net /Data /Patho/Gb/Uk-Hipoplasia dérmica focal.

56. Riyaz N, Riyaz A, Chandran R, Rakesh S. Hipoplasia dérmica focal. (Síndrome de Goltz). Indian J Dermatol Venereol Leprol. 2005;71(4):279-281.

57. Souza I et al. Síndrome de Goltz: relato de dois casos. An bras dermatol. 2003;78(1):91-97.

58. Madani M, Madani F. Síndrome de Gardner com perturbações dentárias. Arch Iranian Med. 2007; 10 (4): 535 - 539.

59. Lyra V. Síndrome de Gardner. 2012. Http://Www.Cancer.Net/Cancer- Types/Gardner-Syndrome.

60. Rayne et al. Síndrome de Gardner. Journal of Med Genet . 1968 ; 27(45):180-187.

61. Burakh A. Síndrome de Gardner. Braz. J. Otorhinolaryngol. 1999; 10 (4): 511- 515.

62. Shots N, Emery A.E. Síndrome de Bloch-Sulzberger. J. Med.Genet. 1966;3:148-153

63. Stavrianeas N.G., Kakepis M.E. Incontinentia Pigmenti. Enciclopédia Orphanet. abril de 2004:1-5

64. Wahiduzzaman (em inglês). Incontinentia Pigmenti, em que apenas a pele está envolvida. J Médecine .2009;10: 25-27

65. Landy S.J, Donnai D. Incontinentia Pigmenti (síndroma de Bloch-Sulzberger). J Med Genet. 1993;30:53-59

66. Li X et al. Incontinentia Pigmenti: Relato de caso. Ata Dermatovenerologica Croatica.2013;21(3):193-197

67. Smyth C.M., Bremner W.J. Klinefelter's syndrome. Arch Intern Med. 1998; 158:1309-1314

68. Bojesen A, Juul S, Gravholt C.H. Prenatal and postnatal prevalence of Klinefelter syndrome: a national registry study. Journal of Clinical Endocrinology and Metabolism. 2003 ; 88(2) : 622-626

69. Morris J.K. Is the prevalence of Klinefelter syndrome increasing? Jornal Europeu de Genética Humana. 2008;16:163-170

70. Pacenza N.A et al. Apresentação clínica da síndrome de Klinefelter: diferenças de idade. Revista

internacional de endocrinologia.2012; artigo Id 324835

71. Nieschlag E. Síndrome de Klinefelter. Deutsches Arzteblatt International. 2013;110(20):347-353

72. Growth K.A et al. Síndrome de Klinefelter - Uma atualização clínica. Jornal de Endocrinologia Clínica e Metabolismo. 2012;98(1):20-30

73. Rangasetty U, Karnath B. Sinais clínicos da síndrome de Marfan. Hospital Physician. 2006:33-38.

74. Bolar N, Laer L V, Loeys B.L. Marfan syndrome: from gene to treatment (Síndrome de Marfan: do gene ao tratamento). Curr Opin Pediatrics (revista de pediatria). 2012 ; 24(4):498-504.

75. Utreja A, Evans A. Síndrome de Marfan - uma perspetiva ortodôntica . Angle Orthodontist. 2009; 79(2):394-400.

76. Hendriksen S.R. Síndrome de Marfan - um desafio diagnóstico . 2010 ; Http/Www.Orpha.Net. Síndrome de Marfan/Marfan.

77. Lynas M.A. Síndrome de Marfans na Irlanda do Norte. American Human Genetics.1958; 22:289-301.

78. Primorac D et al. Osteogenesis Imperfecta. Ata Clin Croat.2002;41:101-111

79. Roughley P.J, Rauch F, Glorieux F. Osteogenesis Imperfecta - Diversidade clínica e molecular. European Cells and Materials. 2003;5:4 -47.

80. Glorieux F. Guide to Osteogenesis Imperfecta.Www.Niams.Nih.Gov/Bone.2007.

81. Moreira C.L et al. Deambulação independente na osteogênese imperfeita. Ata Ortop Bras. 2011; 19(5): 312-5.

82. Lindahl K, Langdahlb, Ljunggren O, Kindmark A. Tratamento da Osteogénese Imperfeita em Adultos. Jornal Europeu de Endocrinologia.2014; 171 (2): 79-90.

83. Campana M.B, Sannomiya V F, Ferreira L, Campana B. Exercício na Osteogénese Imperfeita. Ata Fisiatr. 2014; 21(2):80-86.

84. Pillion J P, Vernick D, Shapiro J. Perda auditiva na osteogénese imperfeita: caraterísticas e considerações de tratamento. Genetics Research International 2011; Artigo Id 983942.

85. Leachman S. Caraterísticas clínicas e patológicas da paquioníquia congénita. Actas do Simpósio Jid .2005;10(1):3-17.

86. Caproni M, Fabri P. Paquioníquia Congénita. 2008. Http:www.Orpha.Net/. data/ Patho/Gb/Uk-Pachyonychiacongenita.

87. Choi H.S, Park Y.J, Park J. Síndrome de Peutz-Jehgers. J. Korean Med Sciences. 1999 ; 14:2-7.

88. Nabi G. Síndrome de Peutz-Jehgers. Revista Norte-Americana de Ciências Médicas. 2012;4(11):613-614.

89. Georgescu E.F, Stanescu, Simionescu C, Georgescu I, Ionescu R, Florescu G. Síndrome de Peutz-Jeghers: relato de caso e revisão da literatura. Jornal Romeno de Morfologia e Embriologia.2008, 49(2):241-245.

90. Beggs A.D et al. Síndrome de Peutz-Jeghers: uma revisão sistemática e recomendações para a gestão. Gut .2010; 59: 975-986.

91. Wiley S et al. Diretrizes médicas para a síndrome de Rubinstein-Taybi. American Journal of medical genetics.2003;119a:101-110

92. Hennekan R.C. Síndrome de Rubinstein-Taybi. Jornal Europeu de Genética Humana.2006;14:981-985

93. Chavez M.C. Tratamento dentário de um paciente com síndrome de Rubinstein-Taybi. Spec Care Dentist.2010;30(3):124-126

94. Roberts T.S. Síndrome de Rubinstein-Taybi: manifestações dentárias e tratamento. Revista sul-africana de saúde infantil.2014;8(1):28-30

95. Milani D et al. Síndrome de Rubinstein-Taybi: caraterísticas clínicas, base genética, Diagnóstico e tratamento. Revista Italiana de Pediatria.2015;41(4):1-9

96. Curatolo P, Bombardier R, Jozwiak S. Tuberous sclerosis. Lancet. 2002;372:657-668.

97. Manohara D et al. Treatment of tuberous sclerosis complex in children in primary care (Tratamento do complexo de esclerose tuberosa em crianças nos cuidados primários). Jornal da Academia Americana de Profissionais de Enfermagem. 2012 ; 24 : 391-399.

98. Cheng T.S. et al. Complexo de esclerose tuberosa: uma atualização. Hong Kong J. Dermatol. Venereol. 2012;20 : 61-67.

99. Mario F. D., Sahin M., Fakhari D. Complexo de esclerose tuberosa. Clínicas pediátricas da América do Norte. 2015. Doi 10.1016/J.Pcl.2015.03.005.

100. Bernard L. Complexo de esclerose tuberosa. Jornal de neurologia pediátrica. 2004;19(9):12

101. Sybert V.P, McCauley E. Síndrome de Turner. 2004. N Engl J Med;12:1227-1238.

102. Sudarshan R, Vijayabala G.S, Kumar K.S. Síndrome de Turner. Revista Archives Medical Review. 2012 : 246-252

103. Gunther D.F, Sybert V.P. Lymphatic, dental and skin manifestations in Turner syndrome. Série de congressos internacionais 1298. 2006 :58-62

104. Hasan S. Síndrome de Van Der Woude - Um relato de caso. Investigação atual em ciência e tecnologia.2011;3(12):53-57

105. Lam Ak et al. Síndrome de Van Der Woude: caraterísticas dentofaciais e implicações para a prática clínica. Australian Dental Journal. 2010;55:51-58

106. Reddy R.S et al. Síndrome de Van Der Woude - Uma forma de síndrome de fissura orofacial. J Clin Exp Dent.2012;4(2):125-128

107. Rizos M, Spyropoulos M.N. Síndrome de Van Der Woude: uma revisão. Jornal Europeu de Ortodontia.2004;26(1):17-24

108. Feller L et al. Xeroderma Pigmentosum: um relato de caso e revisão da literatura. J Prev Med Hyg 2010; 51: 87-91

109. Lehmann A.R, Mcgibbon D, Stefanini M. Xeroderma Pigmentosum. Orphanet Journal of rare diseases. 2011;70:1-6

110. Mallesh. M et al. Xeroderma Pigmentosum; A Review. Revista mundial de farmácia e ciências farmacêuticas. 2015;4(2):1170-1176

111. Zeynep Basak Oktem Et Al.Tratamento dentário de um paciente com xeroderma pigmentoso sob sedação profunda. Eur J Gen Med. 2012;9(1):149-151

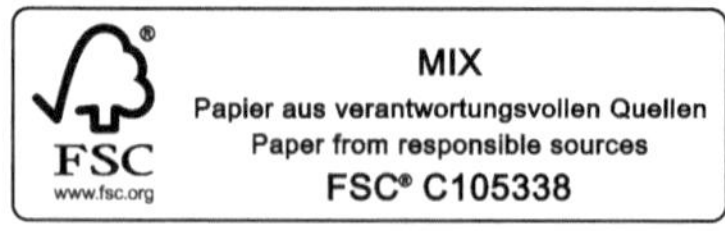

Printed by Books on Demand GmbH, Norderstedt / Germany